Martina Gümmer
Joachim Döring

Im Labyrinth des Vergessens

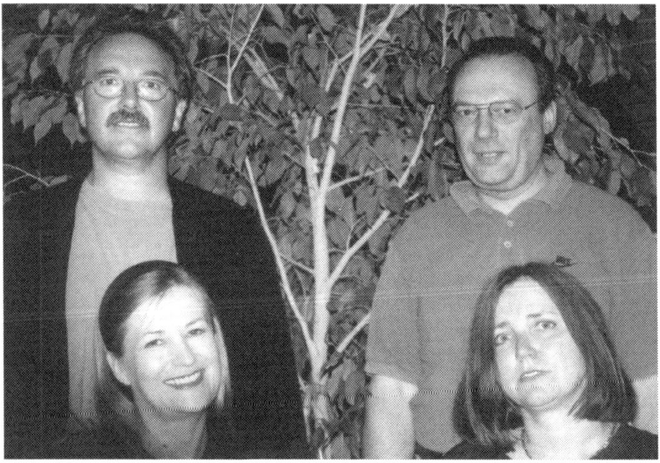

MARTINA GÜMMER (u.l.), Jahrgang 1956, Dipl.-Pflegepädagogin und Dipl.-Psychologin am Niedersächsischen Landeskrankenhaus Wunstorf. Dozenten- und Beratungstätigkeit für Altenhilfe.
JOACHIM DÖRING (o.r.), Jahrgang 1949, Journalist, Studium der Theologie und der Geschichte. Jetzt verantwortlich für die Presse- und Öffentlichkeitsarbeit eines Sozialunternehmens mit Krankenhaus und Altenheim.
BIRGIT FRENZ, Jahrgang 1957, Dipl.-Sozialpädagogin und Dipl.-Gerontologin, arbeitet in der gerontopsychiatrischen Tagesklinik in Wunstorf.
ULRICH DIEKMANN, Jahrgang 1953, Dr. med., Facharzt für Neurologie und Psychiatrie, Psychotherapie und seit 1987 Leitender Arzt der gerontopsychiatrischen Klinik des Landeskrankenhauses Wunstorf.

Martina Gümmer
Joachim Döring

Im Labyrinth des Vergessens

Hilfen für Altersverwirrte und Alzheimer-Kranke

Mit drei Beiträgen von Birgit Frenz

Psychiatrie-Verlag

Die Deutsche Bibliothek – CIP-Einheitsaufnahme
Martina Gümmer : Im Labyrinth des Vergessens :
Hilfen für Altersverwirrte und Alzheimer-Kranke / Martina Gümmer;
Joachim Döring.–
Erw. und akt. Neuausgabe. Bonn : Psychiatrie-Verl., 2002
(Ratschlag)
ISBN 3-88414-326-3

Bei Medikamenten, die in diesem Buch ohne besondere Kennzeichnung aufgeführt sind, kann es sich um gesetzlich geschützte Warenzeichen handeln, die nicht ohne weiteres benutzt werden dürfen.

Weitere Bücher des Psychiatrie-Verlages finden Sie im Internet.
Besuchen Sie unsere Homepage: www.psychiatrie.de/verlag

Umschlaggestaltung: marcus lau hintzenstern, Berlin
Satz: Marina Broll, Dortmund
Druck und Bindung: WB-Druck, Rieden im Allgäu

Inhalt

Vorwort

Die Bürde der Betreuung verwirrter alter Menschen lastet auf den Schultern von Angehörigen. In der Regel sind es die Ehefrauen, Töchter und Schwiegertöchter.

Das vorliegende Buch will helfen, sich den Erkrankten anzunähern, die Symptome der Krankheit zu verstehen und auf die Bedürfnisse der alten Menschen angemessen zu reagieren.

Es will aber auch die Bürde der Betreuerinnen und Betreuer mildern helfen.

In den letzten Jahrzehnten ist die Zahl der hochbetagten alten Menschen erheblich angestiegen und damit auch die Zahl der an Demenz Erkrankten. Gleichzeitig nimmt die Zahl der unter 60-Jährigen stetig ab – und damit die Anzahl der zur Verfügung stehenden Angehörigen und auch der professionellen Helfer. Während 1990 noch etwa 90 Prozent der Demenzkranken zu Hause versorgt wurden, sind es derzeit 80 bis 85 Prozent.

Das Wissen um Krankheitssymptome und therapeutische Möglichkeiten können den Umgang mit Demenzkranken erleichtern. Angehörige benötigen aber mehr, um den Verwirrten bis zum Tod und manchmal über viele lange Jahre begleiten zu können. Die Möglichkeit der stunden- oder tageweisen Entlastung, das Recht, eigenen Bedürfnissen nachzugehen, eine fachliche Begleitung, die in Krisen auch nachts und am Wochenende erreichbar ist, oder Nervenärzte, die Hausbesuche machen – all das sind vielerorts Wunschträume. Häufig bleibt eine Selbsthilfegruppe für Pflegende der einzige Zufluchtsort.

Gesunde und Kranke möchten im Alter in vertrauter Umgebung, und damit in eigener Wohnung, leben und sterben – respektiert und geschätzt.

Um dies zu ermöglichen – ein Leben zu Hause, betreut von den Nahestehenden –, bedarf es eines Ausbaus ambulanter und

teilstationärer Dienste, es sei denn wir wollen zusehen, wie sich die Zahl der Heimplätze bis 2030 verdoppelt, angesichts der erwarteten Verdoppelung der Zahl von demenzkranken Menschen.

Dies werden wir uns nicht leisten können angesichts der anhaltend sinkenden Zahl an professionellen Helfern.

Nur wenn Erkrankte, Angehörige, Nachbarn und ambulante Pflegedienste die notwendige Unterstützung erfahren, wird der teure und als entmündigend erlebte Weg ins Heim seltener.

Wir benötigen Heime »um die Ecke«, die auch in der Lage sind verhaltensauffällige Bewohner zu betreuen, Heime, die für ihre Gemeinde offen sind – aber auch Gemeinden, die für ihre verwirrten Mitbürger offen bleiben.

Trotz der genannten demografischen Entwicklung wird nichts oder nur wenig getan, um die ambulante Versorgung zu verbessern. Gleichzeitig behandeln Krankenhäuser immer kürzer, Alten- und Pflegeheime werden überfordert und allein gelassen mit einer zunehmenden Anzahl schwer verhaltensauffälliger, verwirrter Bewohnerinnen und Bewohner. Und auch das gehört dazu: Mag die Wirkung neuer Medikamente zur Verbesserung der Hirnleistung unsere Hoffnungen nicht erfüllen – dies rechtfertigt es nicht, den Einsatz aus Kostengründen zu verweigern.

Alte Menschen und im Besonderen kranke alte Menschen werden derartig gering geschätzt, dass ihnen durchaus vorhandene Mittel nicht zur Verfügung gestellt werden. Der Verlust gesellschaftlicher und persönlicher Wertschätzung trifft Demenzkranke in besonderem Maße, weil sie unser am höchsten geschätztes Persönlichkeitsmerkmal, die intellektuelle Leistungsfähigkeit, eingebüßt haben.

In unserer unverändert leistungsorientierten – oder eher defizitorientierten? – Zeit bedeutet dies für viele Menschen das Ende eines lebenswürdigen Daseins, obwohl das Erleben von Gefühlen, von Kontaktfähigkeit und von Charaktereigenschaften auch beim dementen Menschen oft erhalten bleibt.

Diese mangelnde Wertschätzung trifft auch Angehörige und professionelle Helfer. Ihr Bemühen, ein würdevolles und lebenswertes Altern auch mit einer Demenzerkrankung zu ermöglichen, stößt täglich an Grenzen. Die Würde dieses Lebensabschnittes wird häufig nicht wahrgenommen, nicht anerkannt oder zusätzlich eingeschränkt.

Diese Entwicklung öffnet versteckter und offener Gewalt – vielleicht bis zur Euthanasie – Tür und Tor. Und diese Gewalt betrifft uns, die dieses Buch lesen und auch in den nächsten Jahren an einer Demenz erkranken können oder die einen kranken Partner oder Elternteil betreuen.

Insofern ist dieses Buch auch ein engagiertes Plädoyer für die Erhaltung der Würde und die Entdeckung ungeahnter Aspekte im Leben alter, demenzkranker Menschen.

Wunstorf, im Juni 2002
Dr. med. Ulrich Diekmann
Leitender Arzt der Gerontopsychiatrischen Klinik
am Landeskrankenhauses Wunstorf

Schicksale

Das war schon eine Schlagzeile wert: »Zwei Rentnerinnen vermissen 47.000 Euro.« Ihre gesamten Ersparnisse – 47.000 Euro in bar – suchten zwei 83 und 89 Jahre alte Rentnerinnen vergebens. Sie hatten das Geld bei einer Wohnungsauflösung in einer Plastiktüte verstaut auf einen Hocker gelegt, während Mitarbeiter einer Entrümpelungsfirma den alten Kühlschrank abtransportierten. Danach war das Geld verschwunden.

Die Polizei wurde eingeschaltet. Sie ermittelte die Anschrift der Entrümpelungsfirma und startete gleich eine umfangreiche Durchsuchung der Betriebsräume, und auch die Wohnung der Mitarbeiter wurde durchsucht – ohne Ergebnis.

Der Zufall klärte die Angelegenheit: Eine Woche später entdeckten die beiden Frauen die Plastiktüte mit dem gesamten Geld in einem Versteck. Einen alten, schwer zugänglichen Schrank hatten sie sich ausgesucht. Und sie hatten das Versteck offenbar so geschickt ausgewählt, dass sie selbst nicht mehr darauf kamen.

Ist das ein Einzelfall? In dieser Form sicherlich. Aber dass alte Menschen ihre Sparbücher verstecken, ihr Testament an einen sicheren Ort legen, ihre monatliche Rente in einem Schubfach unter Handtüchern aufbewahren, ist nicht so ungewöhnlich. Und ungewöhnlich ist es auch nicht, wenn sie das Versteck nicht mehr auf Anhieb wiederfinden. Ganze Familien sind schon im Streit auseinander gegangen, weil Sohn, Tochter, Schwiegertochter samt Enkelkinder die Wohnung auf den Kopf stellten und nichts fanden. »Ich habe es doch neben die Blusen gelegt.« Die alte Dame ist sich völlig sicher. Aber stundenlange Suche, anstrengendes Nachdenken, das Nachgehen der gewohnten Wege, alles bringt keinen Erfolg.

Dann, so lautet der verzweifelte Erklärungsversuch, dann kann es nur der junge Mann vom Menübringdienst gewesen sein. Wer

hat noch einen Schlüssel zur Wohnung? Die Gemeindeschwester vielleicht, die jeden Morgen um halb zehn zur Insulinspritze kommt. Oder der freundliche Nachbar, der neulich beim Einkaufen half – der stellte die Tasche doch in der Küche ab. Ein Verdacht keimt auf, Empörung in der Familie, Gerüchte entstehen, als sei das alles nicht mit rechten Dingen zugegangen.

Von Trickbetrügern, die alten Menschen die Ersparnisse abschwatzen, liest man allenthalben in den Zeitungen. Die gibt es tatsächlich. Aber dass das Verhalten alter Menschen mit einer Krankheit zu tun haben kann, daran denken die wenigsten, schon gar nicht, wenn sich das Gesuchte nicht wiederfinden lässt.

Diese Erkenntnis ist schwer, zumal diese Krankheit schleichend fortschreitet, unmerklich bleibt. Ihr Name ist zu einem Mythos geworden: Alzheimer-Erkrankung. Dabei sprechen viele zurückhaltender von Verwirrtheit im Alter oder Seniler Demenz, denn nicht jede Verwirrtheit geht auf die Alzheimer-Erkrankung zurück.

Beispiel

Der junge Mann wollte sich ein Bild von der neu eingerichteten Tagespflege machen. Er wollte über ein Modellprojekt für alte verwirrte Menschen in einer Lokalzeitung berichten. Also machte er sich auf den Weg in das stilvoll renovierte Haus aus dem 19. Jahrhundert. Er ließ sich die Funktion der Tagespflege erklären: Sie sei für Menschen gedacht, die zu Hause in ihren Familien leben, aber tagsüber Anregung und Betreuung brauchen. Er ließ sich den Tagesablauf mit den gemeinsamen Mahlzeiten und den Aktivitäten erklären, erfuhr auch, dass die Besucherinnen und Besucher nicht zeitlich gebunden sind; jeder kann kommen, wie er es benötigt – nur nachmittags, nur an einem Vormittag in der Woche oder jeden Tag von morgens bis zum Nachmittag. »Ich möchte mit einer Besucherin sprechen.« Diesem Wunsch trugen die Altenpflegerinnen Rechnung. Die alte Dame ging freundlich auf ihn zu. »Das ist schön, dass Sie für mich Zeit

haben.« Die beiden setzten sich in den Ruheraum. »Wissen Sie, die Menschen sind hier sehr freundlich. Schwester Marianne dort«, sie zeigte auf die junge Frau, die im Zimmer nebenan mit einer alten Dame Tassen und Teller abwusch, »sie hat mich erst neulich zu ihrer Hochzeit nächste Woche eingeladen.« Die junge Frau lächelte verlegen; nächste Woche werde sie heiraten, sagte sie. »Erzählen Sie mir, wie es Ihnen hier geht«, bat der Journalist. »Gut, Sie sehen doch selbst, ich habe hier alles, was ich brauche.« Er wollte ein wenig von ihrem Hintergrund wissen. »Wie heißen Sie? Ich möchte in der Zeitung Ihren Namen nennen.« »Auguste Thiele.« Er notierte den Namen. Die alte Dame erzählte von den Vorbereitungen für das Mittagessen, bei denen sie gerade mitgeholfen hatte. Der Journalist fragte weiter: »Mich interessiert, wie alt Sie sind.« Die alte Dame stutzte. Sie wurde etwas unruhig, rutschte auf ihrem Sessel hin und her. Eine Pause entstand, dann sagte sie mit energischer Stimme: »Wozu wollen Sie das wissen?« Sie wartete die Antwort gar nicht ab: »Es ist doch egal, wie alt ich bin. 70 oder 80.« Und dann, als wollte sie die Schärfe aus der Antwort nehmen: »Junger Mann, so etwas fragt man eine Dame doch nicht.« Die Antwort war so entwaffnend, dass der Journalist nicht weiter fragte. Aber er wollte etwas anderes wissen: »Sie werden jeden Morgen gebracht. Von wo kommen Sie, aus welchem Stadtteil?« Die alte Dame blickte Hilfe suchend um sich: »Wo bin ich?« Ihr Blick wurde unruhig. Sie suchte bekannte Gesichter. »Wo bin ich hier?« Wieder entstand eine Pause. »Ich glaube«, sie überlegte angestrengt, »ich glaube, ich bin in H...«, sie stockte wieder, suchte nach dem Namen, »in Hannover.« Sie war stolz, den Namen gefunden zu haben. Aber den Stadtteil oder die Straße wusste sie nicht.
Der junge Mann war verwirrt. Die alte Dame machte einen völlig normalen Eindruck, redete mit ihm, konnte ihm viele Dinge erklären, die um sie herum passierten. Aber Konkretes war ihr nicht gegenwärtig. Alter und Ort wusste sie nicht.

Über Vergesslichkeit klagen nahezu alle alten Menschen. Aber das als Krankheit zu sehen fällt Angehörigen und anderen nicht leicht. Welche Merkmale gibt es? An einem typischen Beispiel aus der Arztpraxis lässt sich das erklären.

Beispiel

Herr Angermann lebte nach dem Tod seiner Ehefrau vor wenigen Jahren allein in seiner Wohnung. Er wollte in den eigenen vier Wänden bleiben. Auch im Haushalt kam er – mit gelegentlicher Hilfe der Nachbarn – ganz gut zurecht, obwohl diesen immer seine Frau besorgt hatte.

Sein Tag hatte einen genauen Rhythmus. So fühlte sich Herr Angermann wohler. Und wer ihn kannte, konnte sich darauf einstellen. So stand er nie vor 8 Uhr morgens auf, frühstückte und erledigte die notwendigen Einkäufe. Er machte seine tägliche Runde und kaufte nur so viel, wie er in seiner kleinen Einkaufstasche tragen konnte. Nur an der Müdigkeit in seinen Beinen merkte er, dass er wohl – wie er es formulierte – »langsam älter« wurde.

Zum Mittag kam das »Essen auf Rädern«. Das empfand er als angenehme Erleichterung. Denn kochen konnte er nicht, das hatte immer seine Frau getan – »und sie hat gut gekocht«, wie er betonte.

Für das Abendessen konnte er selbst sorgen: zwei Scheiben Brot und zwei Tassen Tee. Danach schaute er sich gewöhnlich die Nachrichten im Fernsehen an. Schließlich wollte er wissen, was »in der Welt passiert«. »Ziemlich laut ist der Apparat eingestellt«, sagte seine Tochter, wenn sie zu Besuch kam. Offenbar konnte er auch nicht mehr so gut hören wie früher. Manchmal schaute er sich noch einen Spielfilm oder einen Krimi an. Danach ging er ins Bett.

Erika Weinhold, seine Tochter, lebte eine gute Autostunde entfernt. So telefonierten sie regelmäßig miteinander und am Wochenende besuchte sie ihn. Selbst gebackener Kuchen war

dann eine Selbstverständlichkeit. Die Gespräche genossen beide, und Frau Weinhold merkte, dass sie sich um ihren Vater keine Sorgen machen musste.

Eines Tages rief der Nachbar ihres Vater an. »Der Fernseher lief jetzt die ganze Nacht über in den vergangenen Tagen.« Frau Weinhold erschrak im ersten Moment, denn das entsprach nicht der Gewohnheit ihres Vaters. Er ging doch recht früh ins Bett. Sie rief ihren Vater an. Es dauerte etwas länger als gewohnt, bis ihr Vater den Hörer abnahm. »Das kann nicht sein. Ich habe nicht ferngesehen«, erklärte er kurz. Damit musste sie sich zufrieden geben. Immerhin konnte es ja auch sein, dass sich der Nachbar geirrt hatte; die Geräusche konnten ja auch aus einer anderen Wohnung kommen. Aber irgendetwas war anders. Frau Weinhold hatte das Gefühl, ihr Vater verstehe sie nicht. Sie hatte noch andere Dinge gefragt und den Eindruck, »er hat sofort wieder vergessen, was ich gerade gefragt habe«. Die Ohren, erinnerte sie sich, er hört offenbar nicht gut.

»Wäre es nicht gut, du würdest mal zum Hals-Nasen-Ohren-Arzt gehen?« Diesen Vorschlag – vorsichtig in eine Frage gepackt – machte sie beim nächsten Wochenendbesuch. »Ein Hörgerät brauche ich nicht.« Energisch wies Herr Angermann das Ansinnen zurück. »Aber dann kannst du doch wieder ein Konzert im Radio hören.« Dieses Argument überzeugte ihn zunächst. Weiter wollte sie nicht auf das Thema eingehen, um nicht sein Misstrauen zu provozieren.

Dann überschlugen sich die Ereignisse. Ungewöhnlich früh am Morgen rief ihr Vater an. Aufgeregt erzählte er ihr: »Mir ist Geld gestohlen worden. Und die goldene Taschenuhr ist auch weg.« Eine Erklärung hatte er auch parat: »Das war bestimmt der Nachbar. Seit Tagen sieht der mich so komisch an.« Frau Weinhold versuchte, ihn zu beruhigen. Ihr Vater hatte sich doch gerade Schuhe gekauft. Und die goldene Uhr könne doch auf dem Nachttisch liegen. Aber diese Erklärungen durchs Telefon regten

Herrn Angermann noch weiter auf. Er wurde wütend. Und er beschuldigte weiter seinen Nachbarn.
Frau Weinhold fuhr sofort zu ihrem Vater. Als sie klingelte, passierte nichts. Sie hörte ihren Vater in der Wohnung hin und her laufen. Sie klingelte wieder. Er machte nicht auf. Erst nach langem Rufen drehte er den Schlüssel herum und lugte vorsichtig durch den Spalt, den die Sicherheitskette ließ. Erst als er sich vergewissert hatte, dass tatsächlich seine Tochter vor der Tür stand, ließ er sie in die Wohnung.
Ihre Vorahnung bestätigte sich: Die goldene Taschenuhr lag mitten auf dem Küchentisch und die Geldkassette enthielt unversehrt die 250 Euro, die er sich kürzlich von der Bank geholt hatte. Frau Weinhold gab sich verwundert. »Wahrscheinlich hat der Nachbar die Sachen heimlich wieder zurückgebracht.« Diese Erklärung des Vaters machte sie stutzig. War es nur ein Beruhigungsversuch, wenn sie sich sagte: Wahrscheinlich hat er die Sachen gesucht und mit der alten Brille zu schlecht gesehen. Sie nahm sich vor, einen Termin beim Augenarzt zu vereinbaren. Eine neue Brille und ein Hörgerät wirkten tatsächlich Wunder. Zumindest konnte Frau Weinhold zur Tagesordnung übergehen. Von Einbrechern sprach ihr Vater bei den Telefonaten nicht mehr. In den folgenden Wochen passierte nichts.
Doch die nächste »Katastrophe«, wie sie sagte, rückte heran. Die Polizei rief an: Ihr Vater sei fünf Kilometer von seiner Wohnung entfernt gefunden worden, nur notdürftig bekleidet mit einem Bademantel. Er war, so schilderte es der Beamte, offensichtlich verwirrt. Immer wieder, stereotyp, wie eine Maschine, fast tonlos, wiederholte er seinen Namen, nannte sein Geburtsdatum und fragte die Polizistin auf dem Revier, ob sie Erika, seine Tochter, sei.
Wieder machte sich Frau Weinhold auf den Weg, holte ihren Vater von der Polizeidienststelle ab und brachte ihn nach Hause. Sie traute ihren Augen nicht. Die Wohnung sah völlig verwahrlost

aus: Überall lag schmutzige Wäsche herum, der Fernsehapparat lief mit voller Lautstärke, das Radio plärrte dazwischen. Im Bad lief das Wasser und im Waschbecken lag das neue Hörgerät. Die Küche war voll mit angeschimmelten Essensresten, von frischen Lebensmitteln keine Spur. Herr Angermann ging schnurstracks ins Wohnzimmer, ließ sich in seinem Lieblingssessel nieder und schlief augenblicklich ein.

Frau Weinhold war erschüttert. Sie verstand gar nichts mehr. Gefühle von Hilflosigkeit und Wut stiegen in ihr auf. Aber auf wen sollte sie wütend sein? Ihr wurde allmählich klar, dass ihr Vater das alles nicht begriff. War er krank, schoss es ihr durch den Kopf. Waren diese Ausfälle Zeichen einer Krankheit? Sie konnte sich mit diesem Gedanken nicht auseinander setzen. Ihr Vater war doch immer ihr großes Vorbild gewesen. Dass er jetzt auf Hilfe angewiesen sein sollte, das konnte sie nicht glauben.

Ihr erster klarer Gedanke war: Abstand gewinnen. Ihre eigene Tochter riet, zum Hausarzt zu gehen. Diesen zog Frau Weinhold ins Vertrauen, erzählte ihm die Geschichte und er riet zu einem Facharzt. Wenn er die Zeichen richtig deute, so antwortete er, dann müsse man damit rechnen, dass es sich um einen Abbauprozess im Gehirn handele, und den könne sachgerecht nur ein Nervenarzt beurteilen.

Frau Weinhold nahm sich Urlaub und zog zu ihrem Vater, um ihn zu beobachten. Vielleicht, so sagte sie sich, vielleicht ist das alles gar nicht so schlimm. »Vielleicht liegt es nur daran, dass er immer so allein ist.« Sie hoffte darauf, die Ereignisse der vergangenen Wochen mit der Einsamkeit erklären zu können.

Tatsächlich, es trat Entspannung ein. Herr Angermann freute sich über die nette Gesellschaft. Er ging wie früher seinen Einkäufen nach, ging auch gelegentlich spazieren und erzählte von früher, von seiner Kindheit. Nur nachts war er gelegentlich unruhig, stand auf und lief unstet in der Wohnung umher. »Vielleicht hat er nur schlecht geträumt«, so erklärte Frau Weinhold sich jenes

Ereignis vor wenigen Wochen, als ihr Vater nachts im Freien umhergeirrt war. Den Gang zum Nervenarzt wollte sie noch aufschieben. Vielleicht würde er gänzlich unnötig.

Das Gegenteil trat ein. Eines Nachts hörte Frau Weinhold ihren Vater in der Küche mit Geschirr klappern und im Schrank herumkramen. Sie stand auf. Er stand schon an der Wohnungstür und sie konnte ihn gerade noch rechtzeitig daran hindern, im Schlafanzug auf die Straße zu gehen. Sie sprach ihn an. Er reagierte abweisend. Sie drückte die Wohnungstür wieder ins Schloss. Er schrie sie energisch an. Sie nahm seinen Oberarm, um ihn wieder ins Schlafzimmer zu geleiten. Er riss sich los und stieß sie grob zurück.

Nach dieser Nacht war Frau Weinhold klar: Am Gang zum Nervenarzt ging kein Weg vorbei.

Eine Freundin hatte ihr bereits einen Arzt empfohlen. Dorthin ging sie mit ihrem Vater. Der Arzt machte einen ruhigen und freundlichen Eindruck auf sie und auch – was noch wichtiger war – ihrem Vater schien der Arzt vertrauenswürdig. Frau Weinhold erzählte von den vergangenen Wochen, währenddessen saß ihr Vater völlig unbeteiligt dabei, hörte sich die Geschehnisse an, so als erzähle seine Tochter von jemand völlig Fremdem. Offenbar hatte er auch die Grobheiten vergessen.

»Wo sind Sie geboren?« Der Arzt wandte sich jetzt Herrn Angermann zu, fragte ihn nach Beruf, nach Familie und Lieblingsspeisen. Herr Angermann geriet ins Schwärmen, er erzählte seine Geschichte und die Geschichten von früher, von seiner Jugend, seiner Kindheit. Er lebte förmlich auf. »Welches Jahr haben wir?« Die Frage kam unvermittelt. Herr Angermann sagte: »1935.« Es sei Sommer und er sei 25 Jahre alt. In dieser Wirklichkeit lebte er jetzt.

In der Tat: Sein Langzeit- oder Altgedächtnis gab alle Details preis. Das Kurzzeitgedächtnis funktionierte hingegen nicht mehr. Er lebte in der Vergangenheit. Seine Gegenwart war die Jugend-

zeit, die Zeit, in der er sich wohl gefühlt hatte. Wie lange mag das schon so gehen, schoss es Frau Weinhold durch den Kopf. Und wir haben nichts bemerkt. Sie machte sich insgeheim Vorwürfe, die Zeichen nicht richtig gedeutet zu haben. Allerdings, auch das wurde ihr deutlich, ihr Vater hatte viel von früher erzählt; er redete offensichtlich über die Dinge, an die er sich gut erinnerte, und das andere vertuschte er auf diese Weise. Denn auch verwirrte Menschen merken, dass ihr Gedächtnis nicht mehr gut funktioniert; sie fühlen sich in einer unbestimmten Weise unwohl.

Die Vermutung ist inzwischen zur Gewissheit geworden: Die Alzheimer-Krankheit ist ein Abbauprozess des Gehirns. Das Computertomogramm des Gehirns – eine Vielzahl von Röntgenbildern in Schichten aufgenommen – zeigt deutlich, dass keine Tumore die Ursache sind. Das EEG, die Messung der Gehirnströme, ergab das gleiche Bild.

Was tun? Eine Behandlung der Ursachen scheidet aus. Die medizinische Forschung ist dazu noch nicht in der Lage. Man kann lediglich die Folgen mildern. Und dabei haben sich Medikamente bewährt, so genannte Psychopharmaka, etwa Neuroleptika. Sie wirken gerade bei verwirrten alten Menschen, denn Neuroleptika dämpfen die Wirkung von Außenreizen. Die Verwirrung entsteht unter anderem dadurch, dass Reize von außen gleichsam ungefiltert auf das Gehirn einwirken. Alle Reize »treffen«, während normalerweise das Gehirn sehr leicht die Reize filtert in wichtige und unwichtige Dinge, selektiv wahrnimmt. Genau das können verwirrte alte Menschen nicht mehr. Alle Reize strömen ungehindert ein. Die Betroffenen werden gleichsam mit Reizen überströmt, sie können sich gegen diese ungeheure Flut nicht zur Wehr setzen. Die Folge: Es kommt zu Wahnideen wie etwa der Vorstellung von Einbrechern, die das Geld gestohlen haben müssen, weil – wie bei Herrn Angermann – es sich nicht wiederfindet. Oder die Betroffenen laufen vor den sie überströmenden Reizen weg, irren ziellos durch die Straßen.

Neuroleptika schirmen ab, bilden gleichsam einen künstlichen Filter. Gespräche erreichen den Betroffenen nicht mehr direkt, sie verharren wie vor einer unsichtbaren Mauer. Der Betroffene wird deshalb langsamer als zuvor reagieren. Aber das ist eine Frage der Dosis.

Dennoch gilt: Keine Wirkung ohne Nebenwirkung. Auch bei Neuroleptika treten unerwünschte Nebenwirkungen auf, etwa wenn starker Speichelfluss einsetzt. Wenn die Mimik starr wird, wenn die Bewegungen steif wirken, wenn der Kranke sich nicht mehr flüssig bewegen kann oder sogar hinfällt, dann ist die Dosis zu hoch. Die Einstellung der Dosis gehört freilich in die Obhut eines Arztes, denn schon wenige Tropfen mehr oder weniger können die erwünschte Wirkung der Abschirmung zerstören und zu den unerwünschten Nebenwirkungen führen. Es gilt, diesen schmalen Grat der optimalen Wirkung zu finden.

Allerdings, auch daran besteht kein Zweifel, der Abbauprozess im Gehirn lässt sich nicht stoppen. Alle ärztliche Kunst findet bislang noch hier ihre Grenze. Wie schnell dieser Abbauprozess fortschreitet, ist allerdings unterschiedlich. Medikamente können ihn in vielen Fällen verzögern. Aber verhindern können sie ihn nicht.

Das aber bedeutet: Intensive Pflege ist notwendig. Pflege im Heim oder zu Hause – diese Frage lässt sich nicht grundsätzlich entscheiden. Sicher ist auf jeden Fall, dass ein Wohnungswechsel zusätzlichen Stress für den Betroffenen bedeutet. Je mehr Vertrautes er um sich weiß, desto leichter kann er sich orientieren, desto sicherer und wohler fühlt er sich. Andererseits: Pflege im Heim kann gezielt sein, wenn es zusätzliche Angebote gibt. Das können spezielle Gruppen für verwirrte alte Menschen sein, die den Tagesablauf hilfreich gliedern, das können therapeutische Angebote sein, die Spezialisten entwickeln.

Ein Klinikaufenthalt ist gelegentlich sinnvoll. Dann gilt es auszuprobieren, welche Medikamente in welcher Dosis ein Pa-

tient benötigt, welche weiteren Maßnahmen die Pflege so unterstützen können, dass sich Patienten sicher und wohl fühlen. Und das erleichtert das Zusammenleben mit ihnen ungemein.

Die geschlossene Stationstür im Krankenhaus oder im Altenheim ist nur bei wenigen Patienten nötig. Sie brauchen speziellen Schutz, weil sie vom Spaziergang nicht zurückfinden würden, weil sie auf diese Weise auch sich gefährden. Allerdings: Auch dort gibt es Wohnbereiche, Therapiebereiche und eine gezielte Beschäftigung, damit Patienten und Bewohner sich als Person angenommen fühlen.

Das alles sind, so hatte auch Frau Weinhold aus dem Beispiel den Eindruck, sicherlich keine guten Aussichten und sie musste sich sehr lange mit dieser neuen Situation auseinander setzen. Aber es gibt Perspektiven, die auch Hoffnung bieten. Dazu gehört es, sich einzulassen auf die Hilfen, die für häusliche Pflege angeboten werden. Und dazu wiederum gehört auch die Auseinandersetzung mit einer Krankheit, die bislang noch nicht heilbar ist.

Medizinische Grundlagen

»Ich trete nun die Reise zum Sonnenuntergang meines Lebens an.« Dieser Satz aus dem Brief des ehemaligen amerikanischen Präsidenten Ronald Reagan ging um die Welt. Damit umschrieb er sein Wissen um eine Krankheit, die als unheilbar gilt: die Alzheimer-Krankheit oder Senile Demenz vom Alzheimer-Typ oder neuerdings Morbus Alzheimer.

Niemand kann sich ausmalen, was dieses Wissen für die Betroffenen bedeutet: die Kranken, die Ehepartner, die Kinder, der Freundeskreis. Die Schicksale einzelner Berühmtheiten tauchen gelegentlich in den Illustrierten auf, meistens auf den »Schick-

sals-Seiten«. Das sind dann Namen wie Ronald Reagan oder Herbert Wehner.

Vor der Alzheimer-Krankheit ist niemand gefeit. Menschen aus allen gesellschaftlichen Schichten müssen darunter leiden. Dieses Schicksal lässt sich nur erdulden, so scheint es.

Beispiel

Mit dieser Erkenntnis will sich Frau Seeber nicht abfinden. Sie ist gerade 58 Jahre alt geworden, ihr Mann ist 65 und an Alzheimer erkrankt. Sie war immer eine aktive Frau. Als ihr Sohn zum Studium aus dem Haus gegangen war, nahm sie wieder ihre Arbeit als Krankenschwester auf. »Damals sollte an der Klinik ein neuer Arbeitsbereich aufgebaut werden.« Dabei wirkte sie tatkräftig mit als Leiterin einer neuen Tagesklinik. Resolut nahm sie die Herausforderung eines noch unbekannten Arbeitsfeldes an. Ihr Mann klagte gelegentlich – meistens scherzhaft –, sie sei wohl in »ihrer Tagesklinik« zu Hause. Und sie wies ihn ein wenig barsch, wie sie heute findet, zurecht.

Jetzt braucht ihr Mann sie ganz. »Das fällt mir schwer, weil ich mein Leben vollständig umstellen muss.« Zum Glück konnte sie in Pension gehen. Aber eigentlich wollte sie ihre Arbeit in ihrer Tagesklinik noch nicht aufgeben.

Die Krankheit begann zunächst schleichend. Die frühen Anzeichen hat sie nicht wahrgenommen. Vielleicht wollte sie sie auch nicht wahrhaben. »Er wurde unleidlich, immer mürrischer.« Ihm passte dies nicht und jenes nicht; er wollte nicht, dass seine Frau arbeitete. »Als Bauingenieur verdiene ich doch genug; du hast es nicht nötig zu arbeiten.« Sich einzustellen auf den Lebens- und Arbeitsrhythmus seiner Frau, diesen abzugleichen mit seinen Rhythmen, das gelang ihm zunehmend nicht mehr. »Dass das Anzeichen einer Krankheit sein konnten, habe ich mir nicht gedacht.«

Das ist jetzt gerade ein Jahr her. Seither hat sich viel geändert in ihrem Leben und im Leben ihres Mannes. Alles dreht sich um die

Erkrankung. Aber sie hat gelernt, sich frei zu machen von der Verpflichtung, rund um die Uhr für ihren Mann da zu sein, und das, ohne ein »schlechtes Gewissen« zu haben. Dabei hat ihr der Kontakt zu anderen Betroffenen geholfen und das Wissen über die Krankheit, das sie sich mit der Zeit angeeignet hat.
Heute zum Beispiel geht sie zu einem Vortragsabend der Alzheimer-Gesellschaft. »Das kann ich mir leisten, weil eine gute Freundin zu Hause die Betreuung übernimmt.« Immer wieder spricht sie Freunde an, Bekannte, Familienangehörige, damit diese für einen Abend oder auch einen Tag da sind. »Vom Spieleabend über den Spaziergang am See bis zum Tagesausflug reicht die Palette.« Das klappt ganz gut. Was noch nicht klappt, ist, dass die anderen sich von selbst anbieten oder sich zu einem längerfristigen Plan bereit finden. Immer wieder muss Frau Seeber um Hilfe nachsuchen, »betteln gehen«, wie sie sagt.

Informationen sind nötig. Inhalt dieses Vortragsabends, zu dem Frau Seeber aus dem Beispiel ging, waren die Erläuterungen der verschiedenen Stadien der Alzheimer-Krankheit.

Verlauf der Erkrankung

Es lassen sich sechs Stadien erkennen: Es beginnt mit der *sehr geringen Störung*, bei der die Betroffenen zum Beispiel vergessen, wo sie Dinge hingelegt haben oder wie ihnen bekannte Personen heißen. Der Übergang zur *geringen Störung* lässt sich beschreiben mit einem weiteren deutlichen Nachlassen der Merkfähigkeit und dem Versagen bei beruflichen und familiären Anforderungen. Die Betroffenen bemerken ihr Versagen, reagieren depressiv oder aggressiv und suchen es zu verheimlichen oder zu überspielen. Als *mäßige Störung* kann gelten, wenn die Betroffenen über das aktuelle Zeitgeschehen deutlich schlechter als üblich informiert sind. Sie haben Probleme beim Planen und Lösen alltagsüblicher Aufgaben, etwa im Zusammenhang mit Geld oder mit dem Einkauf. Zu diesem Zeitpunkt kommt oft erstmals der

Verdacht auf, das veränderte Verhalten sei auf eine Krankheit zurückzuführen. Die Krankheit schreitet fort. Die Betroffenen sind in dieser Phase der *mittelschweren Störung* zunehmend auf Hilfe angewiesen, vernachlässigen deutlich den Haushalt, ihre Kleidung oder ihre Körperpflege. Sie vergessen Name und Adresse naher Angehöriger oder ihre eigene Telefonnummer. Sie sind oft gereizt und besonders nachts finden sie sich nicht zurecht. Jetzt sind die Angehörigen besonders gefragt. Die Entwicklung zur *schweren Störung* zeichnet sich aus durch eine vollständige Pflegebedürftigkeit des Betroffenen. In der Phase der *sehr schweren Störung* benötigt der Kranke rund um die Uhr Zuwendung und Fürsorge. Er kann sich nicht mehr mitteilen und kann auch das, was in seiner Umgebung passiert, nicht mehr verstehen.

Was nützt das alles, könnte man sich fragen. Aber: Keine Demenz gleicht der anderen. Und kein Dementer gleicht einem anderen. Jeder Krankheitsverlauf ist einzigartig. Deshalb ist es nötig, sich auf jeden Kranken und seine besondere Situation einzulassen.

Das macht die Schwierigkeit aus, denn Heilung ist nicht zu erwarten. Als im Jahr 1906 der Breslauer Arzt Alois Alzheimer erstmals diese Krankheit erwähnte, die später seinen Namen tragen sollte, da war noch nicht klar, welches Ausmaß diese Erkrankung einmal haben sollte. Rund eine Million Menschen sind in Deutschland betroffen. Das Risiko steigt mit zunehmendem Alter: Zwischen 1 und 5 Prozent der 60- bis 65-jährigen Menschen, rund 20 Prozent der über 80-Jährigen und 90 Prozent der über 90-Jährigen sind vom Morbus Alzheimer betroffen.

Angesichts dieser Zahlen könnte man fast von einer neuen Volkskrankheit sprechen. Die Ärzte rechnen mit gut 100.000 Neuerkrankungen pro Jahr. Diese Tatsache könnte ihre Ursache haben in der – im Grunde erfreulichen – Entwicklung der Medizin und des Gesundheitswesens. Sie macht es möglich, dass

Menschen immer älter werden. So stieg die durchschnittliche Lebenserwartung innerhalb weniger Jahrzehnte von noch nicht einmal 70 Jahren im Jahr 1960 auf 74,4 Jahre für einen neugeborenen Jungen und für ein Mädchen auf 80,6 Jahre im Jahr 2000. Die Demenz der späten Jahre kam früher nicht zum Ausbruch, auch wenn die Krankheit bereits ihren Beginn genommen haben mag, weil die Betroffenen vorher an anderen Krankheiten starben.

Jetzt ist die Forschung gefragt. Sie sucht nach den Ursachen der Alzheimer-Krankheit. Alois Alzheimer hatte bereits erste Hinweise gegeben. Bei pathologischen Untersuchungen hatte er im Gehirn verstorbener Patienten Ablagerungen entdeckt, »Plaques«, wie er sagte. Auf diese Erscheinung konzentrierte sich die Forschung bislang. Bei diesen Plaques handelt es sich um Eiweißmoleküle. Werden sie nicht abgebaut, verursachen sie eine folgenschwere Störung im Gehirn, denn sie lagern sich an den Nervenzellen an, und zwar dort, wo die einzelne Zelle die Verbindung sucht mit ihrer Nachbarzelle. Das bedeutet: Diese Plaques verhindern die Übertragung der Gehirnimpulse von Nervenzelle zu Nervenzelle, sodass der Weg, den eine Information gehen muss, unterbrochen, abgeschnürt und damit gestört ist.

Das ist die *eine* Erklärungsmöglichkeit. Es gibt darüber hinaus Untersuchungen, die einen Teil der Erkrankungsfälle mit Veränderungen der Erbanlage erklären. Wieder andere Thesen meinen, die Alzheimer-Krankheit mit dem Glukosestoffwechsel der Nervenzelle in Zusammenhang bringen zu können oder mit einer Störung der Überträgerstoffe in der Nervenzelle. Das sind aber bislang noch Einzelbeobachtungen. So ergibt die Forschung das Bild, dass sich im Gehirn eines Alzheimer-Patienten Veränderungen beobachten lassen. Das sind zum einen die Plaques außerhalb der Nervenzelle, zum Zweiten Veränderungen innerhalb der Nervenzelle und zum Dritten Entzündungsherde außerhalb der Nervenzellen.

Auch wenn die Ursache dieser Störung nicht genau bekannt ist, die Folgen sind schwerwiegend. Ein Mensch mit einer derartigen Erkrankung kann zum Beispiel »Messer« denken, wenn er bei Tisch sitzt, aber er sagt »Schlüssel«. Der Impuls des Gehirns kommt nicht an. Oder: Der Wille sagt »Laufen«, doch die Beine folgen dem Impuls nicht.

Das ist der Stand der Forschung. Sicher ist, auf die Verbindung der einzelnen Nervenzellen zu ganzen Nervenbahnen kommt es an. Dafür sorgen die Verbindungsstellen, die Synapsen. Diese Übertragung der Information klappt umso besser, so die Wissenschaftler, je häufiger diese Verbindungen benutzt werden. So liegt der Schluss nahe, Training könnte vorbeugen. Doch dabei ist Vorsicht geboten, denn die genaue Wirkungsweise der Störung im Gehirn ist noch nicht vollständig erforscht. Und was für einen gesunden Menschen hilfreich sein kann, nämlich regelmäßiges und Spaß machendes Training der »kleinen grauen Zellen«, das kann bei verwirrten Menschen zu noch größerer Verwirrung führen. Der Betroffene merkt sehr wohl, wenn er eine Aufgabe nicht bewältigt, und er wird mürrisch, unzufrieden, unruhig, traurig oder sogar aggressiv.

Eine Konsequenz hat vor einigen Jahren ein Freiburger Arzt gezogen. Menschen, so meinte er, die bevormundet werden, vernachlässigen ihre geistigen Fähigkeiten. Die Nervenbahnen werden nicht trainiert und verkümmern. Das lässt sich mit Beobachtungen von Psychiatern verbinden: Menschen, die ihr Leben lang zur Unselbstständigkeit neigten, viel Hilfe durch Familienmitglieder forderten, ein geringeres Selbstvertrauen hatten, werden nach dem Tod gerade jener Familienmitglieder eher dement oder verwirrt als zuvor selbstständige Menschen. Die Folge könnte nahe liegen: Wer ein selbstbestimmtes und eigenverantwortliches Leben führt, könnte dieser Krankheit vorbeugen.

Aber das alles klingt noch recht tastend und hypothetisch. Die Forschung hat noch viel zu leisten, denn noch immer gibt es keine

sichere Methode der Diagnose. Die für den Morbus Alzheimer typischen Hirnveränderungen lassen sich zweifelsfrei erst nach dem Tod feststellen. Und selbst dann ließe sich zeigen, dass die Plaques keine so eindeutigen Kennzeichen sind, denn man fand sie auch bei hirnorganisch gesunden Menschen.

Bei so viel Unsicherheit ist es nicht leicht für Betroffene und Angehörige, ihren Mut zu behalten, doch es bleibt vieles zu tun, das ein Leben auch mit dieser Krankheit einfacher macht.

Was der Arzt tun kann

Beispiel

Die Stimme ist schon vom Endes des Flures zu hören. Das ausgelassene Lachen von Herrn Hinrichs. Der schlanke Mittfünfziger ist bepackt mit einem riesigen Kuchenpaket; seine Frau neben ihm trägt in einem Korb, was zur Kaffeetafel noch dazugehört: Sahne, Geschirr und Besteck. Die anderen der Gruppe in der geriatrischen Klinik begrüßen ihn. Alle haben zu dieser ausgelassenen Kaffeetafel etwas beigetragen. »Alles selbst gebacken«, betont Herr Hinrichs stolz, als er sich setzt. Frau Krause gegenüber scheint ihn kaum wahrzunehmen, sie grüßt nur flüchtig. Ihr Mann schüttelt Herrn Hinrichs umso ausgiebiger die Hand. Auch das Ehepaar neben ihm erscheint recht ungleich. Zum ersten Mal trifft sich diese Gruppe aus Angehörigen und Betroffenen. Hierher gekommen sind sie alle über die »Gedächtnissprechstunde«, die seit einiger Zeit angeboten wird. Menschen rufen in der Klinik an und man vereinbart mit ihnen einen besonderen Termin. Denn diese Sprechstunde wird von zwei Kliniken des Krankenhauses gemeinsam betrieben, der geriatrischen und der neurologischen.

Der Aufwand an Diagnostik ist groß, bevor die Therapie beginnen kann. Zuerst ist der Mediziner gefragt. Verwirrtheit oder Demenz kann unterschiedliche Ursachen haben und deshalb zu verschiedenen Therapien führen. Zu nennen sind Durchblutungsstörungen, zum Beispiel als Spätfolge einer Zuckerkrankheit, Infektionen wie Lues und Borreliose, Verletzungen des Gehirns oder Stoffwechselerkrankungen wie die Schilddrüsenunterfunktion. Auch psychische Erkrankungen können zur Verwirrtheit führen, etwa Depressionen; andererseits reagieren viele Alzheimer-Kranke depressiv. Hier muss der Arzt Ursache und Wirkung unterscheiden.

Auch Medikamente können verwirren, etwa Herzmedikamente oder Antibiotika, ebenso Beruhigungsmittel und Schlaftabletten, wenn diese nach regelmäßiger Einnahme plötzlich abgesetzt werden (etwa bei einem Krankenhausaufenthalt).

Notwendig sind deshalb zunächst die Anamnese, also die Klärung der Vorgeschichte, sowie eine gründliche Diagnose, und zwar mit Hilfe moderner Methoden wie dem EEG und der CT (Schichtaufnahmen des Gehirns). Unter Umständen wird auch der Liquor untersucht, das so genannte Nervenwasser, eine Flüssigkeit, die alle Nervenzellen umgibt. Danach setzt sich die Psychologin mit den Patienten zusammen. Sie hat speziell für altersverwirrte Menschen zugeschnittene Tests, Tests, die über den Grad der Verwirrtheit Auskunft geben, die aber so ausgerichtet sind, dass sie die Leistungsanforderungen nicht zu hoch schrauben, denn das könnte die Kranken zusätzlich verwirren.

Beispiel

Die Alzheimer-Krankheit beginnt langsam. »Zuerst haben wir nichts Ungewöhnliches bemerkt«, beginnt Frau Hinrichs die Geschichte ihres Mannes zu erzählen. Er war bis vor wenigen Monaten noch Kellner in einem großen Restaurant. »Die Kollegen haben sich zuerst beklagt. Mein Mann half nicht mehr wie sonst aus.« Er hatte genug damit zu tun, die Gäste an den ihm

zugewiesenen Tischen zu bedienen. Die auftretenden Leerzeiten zwischen Bestellung und Ausgabe des Essens brauchte Herr Hinrichs, um sich zu merken, wer nun welches Essen bekam. Als ihn die Kollegen darauf aufmerksam machten, sich über ihn und sein angeblich unkollegiales Verhalten beklagten und dann schließlich den Chef einschalteten, war es bereits zu spät: Ihm wurde gekündigt. Seitdem ist Herr Hinrichs, der Mittfünfziger, ohne Arbeit, obwohl er sich körperlich fit fühlt.

Sein Hausarzt war ratlos, fand keine Ursache für die Gedächtnisstörungen; sie waren nicht so auffällig. Er überwies ihn zum Neurologen. Der machte die medizinische Diagnose, fand nichts, konnte also alle anderen möglichen Ursachen ausschließen, meldete ihn dann aber bei der »Gedächtnissprechstunde« an. Dort führten die psychologischen Tests auf die Spur: eine mäßige Demenz. Trotzdem blieben die Ärzte mit ihrer Diagnose zurückhaltend: Verdacht auf Morbus Alzheimer, hieß es. Mehr war nicht drin, angesichts des gegenwärtigen Forschungsstandes.

Pflege, Betreuung und Begleitung eines Patienten können helfen, dass die Verwirrtheit nicht weiter ansteigt. So entsteht ein Umfeld, in dem sich die Kranken sicher, akzeptiert und wohl fühlen.

Die Medizin kann dies darüber hinaus unterstützen, zum Beispiel durch neue Brillengläser, wenn ein verwirrter Mensch nicht merkt, dass seine bisherigen Gläser die Fehlsichtigkeit nicht mehr ausgleichen. Personen und Gegenstände verschwimmen, Kontraste, die der Alzheimer-Patient ohnehin nicht mehr deutlich wahrnimmt, verschwinden vollends und bewirken ein unsicheres Gefühl. Der Gang zum Augenarzt kann helfen. Dieser kann auch schwere Augenerkrankungen des Alters erkennen und behandeln: die Trübung der Augenlinse, den grauen ebenso wie den grünen Star, die Erhöhung des Augeninnendrucks.

Auch der Hals-Nasen-Ohren-Arzt sollte konsultiert werden. Schwerhörigkeit, im Alter recht häufig, kann ausgeglichen wer-

den durch ein Hörgerät, auch wenn man damit rechnen muss, dass Alzheimer-Patienten auf die veränderte Hörweise eines technischen Hilfsmittels empfindlich reagieren. Es ist auf jeden Fall besser, wenn sie Worte und Tonfall hören und so die Stimmung wahrnehmen.

Beim Internisten geht es um Herz, Kreislauf und Lunge. Die Durchblutung zum Beispiel des Gehirns ist nötig für die Versorgung mit Sauerstoff. Unangenehm sind die »dicken Beine«, die »Knöchelödeme«. Ihre Ursache ist meistens eine Herzschwäche, weil das Herz den Blutkreislauf nicht mehr gleichmäßig und schnell im Fluss hält. Diese Knöchelödeme verschwinden meistens nachts wieder, wenn die Beine hochliegen und die Kraft des Herzens ausreicht, die angesammelte Flüssigkeit zu den Nieren zu transportieren. Das führt allerdings dazu, dass die Betroffenen gerade nachts häufiger zur Toilette müssen, was sich nicht verhindern lässt, vor allem nicht dadurch, dass sie vor dem Schlafengehen nichts mehr trinken. Mit der Herzschwäche hat es auch zu tun, wenn Menschen über Luftnot klagen, zum Beispiel beim Treppensteigen oder beim Aufstehen aus dem Sessel. Andere können nachts nicht mehr flach liegen; nur mit erhöhtem Oberkörper bekommen sie gut Luft.

Herz-Kreislauf-Medikamente haben es »in sich«. Diese aus der Pflanze namens Fingerhut hergestellten Arzneimittel, die Digitalispräparate, müssen genau dosiert werden, weil sie sonst zu zusätzlicher Verwirrtheit führen können. Reicht dann das Medikament nicht mehr aus, die Wasseransammlungen im Gewebe zu verhindern, könnte eine Kombinationstherapie mit entwässernden Medikamenten, so genannte Diuretika, weiterhelfen. Verwirrtheit kann auch verursacht werden durch eine Nierenfunktionsstörung. Wenn die Niere nicht mehr richtig arbeitet, werden die Wirkstoffe vieler eingenommener Medikamente nicht mehr ausgeschieden und sammeln sich im Körper an.

Merke In diesem Zusammenhang muss eine Regel erwähnt werden, die geradezu als ehernes Gesetz gilt: Trinken, trinken, trinken!

Zwei Liter Flüssigkeit braucht ein Mensch mindestens pro Tag. Nur so können die Nieren gut funktionieren. Das gilt insbesondere im Alter. Nur, leider nimmt das Durstempfinden mit zunehmenden Jahren ab. Der alte Mensch hat nun auch noch viel weniger Flüssigkeitsreserven im Bindegewebe, zum Beispiel in der Haut, mit der Folge, dass er bei ungenügender Flüssigkeitszufuhr schnell eine Austrocknung (Exsikkose) entwickelt. Die Haut bietet denn auch ein gutes Indiz für eine drohende Austrocknung. Ist die Haut trocken und faltig, bleiben die Hautfalten beim vorsichtigen Abheben stehen, ohne sich wieder zu glätten, dann ist sofortiges Handeln angesagt. Der alte Mensch braucht Flüssigkeit! Andere Zeichen eines bedrohlichen Flüssigkeitsmangels sind gesteigerte Unruhe und wachsende Verwirrtheit. Es erfordert schon viel Geduld und Einfühlungsvermögen, einen Alzheimer-Kranken zum regelmäßigen Trinken anzuhalten und ihm immer wieder ein Getränk anzubieten. Aber es ist dringend notwendig.

Ärztliche Untersuchungen und die sich daran anschließenden Maßnahmen und medikamentösen Therapien können die Ursache der Alzheimer-Krankheit nicht beseitigen. Sie sind allerdings in der Lage, die Verwirrtheit einzugrenzen und auf das durch die Alzheimer-Krankheit bedingte Maß zu beschränken. Das gilt für jene Patienten, die im Stadium einer leichten bis mittelschweren Erkrankung behandelt werden. Die Medikamente können sein: *Aricept*, *Exelon*, *Reminyl*. Langzeituntersuchungen haben ergeben, dass diese Medikamente – in der Wissenschaft als Cholinesteraseinhibitoren bekannt – die Leistungsfähigkeit des Gehirns nicht unbedingt steigern, aber doch erhalten können. Folglich lässt sich der fortschreitende Abbau der Leistungs-

fähigkeit durchaus erkennbar begrenzen – zumindest für eine gewisse Zeit und für bestimmte Fähigkeiten. Die Geschwindigkeit, mit der die Krankheit fortschreitet, lässt sich auf diese Weise verlangsamen.

Bei schwereren Verläufen der Alzheimer-Krankheit versuchen Ärzte die Folgen der Krankheit mit Psychopharmaka zu behandeln. Aber auch diese Präparate können die Ursache der Krankheit nicht behandeln, sondern sie wirken nur auf die Krankheitssymptome. Sie sind in der Lage zu beruhigen, Ängste zu lösen oder die Stimmung aufzuhellen. Aber: Einige dieser Substanzen führen zu Sucht und Abhängigkeit, wenn sie unsachgemäß eingenommen werden. Deshalb sind Verordnung und Dosierung Sache eines Facharztes!

Bekannt sind die Neuroleptika. Sie wirken dämpfend bei körperlicher und psychischer Übererregbarkeit. Sie schirmen gleichsam das Gehirn gegen Trugwahrnehmungen wie Halluzinationen ab. Man unterteilt in die »hochpotenten« und »niederpotenten« Neuroleptika. Hochpotente wie Risperidon (etwa *Risperdal*) oder Olanzapin *(Zyprexa)* hindern Trugwahrnehmungen und Wahnvorstellungen, wenn Menschen plötzlich Dinge oder Personen sehen, die nicht da sind. Niederpotente Neuroleptika wie Melperon (z. B. *Eunerpan*) oder Chlorprothixen *(Truxal, Neurocil)* dämpfen bei Erregungszuständen und Aggressivität, wirken folglich im Wesentlichen beruhigend.

Merke Auch bei diesen Medikamenten gilt: Auf die Dosis kommt es an. Und es kommt darauf an, die vom Arzt verordnete Dosis zuverlässig zu geben. Diese Aufgabe übernehmen häufig die Angehörigen. Der niedergelassene Arzt ist dabei auch auf Informationen der Angehörigen angewiesen:

- Tritt die erwünschte Wirkung auch tatsächlich ein?
- Lassen sich Nebenwirkungen oder Veränderungen beobachten?

Diese Informationen helfen dem Arzt, die Dosierung optimal einzustellen. So ist von hochpotenten Neuroleptika bekannt, dass als Nebenwirkung das Parkinsonsyndrom entstehen kann, zum Beispiel in Form verminderter Beweglichkeit, Steifheit, Zittern der Hände und starrer Mimik. Auch Stuhlverstopfung, Mundtrockenheit und Erhöhung des Augeninnendrucks sind bekannt. Diese Nebenwirkungen lassen sich durch eine Reduzierung der Dosis meistens abstellen. Das aber kann nur der Nervenarzt oder Psychiater veranlassen.

Schlafmittel wie Benzodiazepine (z. B. *Oxazepam*), so genannte Tranquilizer, sollten nicht langfristig eingenommen werden, weil sie zur Abhängigkeit führen können. Nur falls Patienten, was selten der Fall ist, selbst kleinste Dosen der Neuroleptika nicht vertragen, hat sich bei Schlafstörungen und Unruhezuständen Oxacepam *(Adumbran)* bewährt. Der Nachteil ist: Bei unkontrollierter Anwendung oder plötzlichem Absetzen entstehen Entzugserscheinungen wie Schreckhaftigkeit, Zittern, Schwitzen auch ohne Anstrengung, Unruhe, Nesteln und Halluzinationen.

Neu entwickelte Antidepressiva etwa aus der Gruppe der Serotonin-Wiederaufnahme-Hemmer, den SSRI, *(Citalopram)* sind verträglicher geworden. Sie wirken gegen depressive Symptome wie Weinerlichkeit, Mutlosigkeit oder Äußerungen von Lebensunlust bis hin zur Verweigerung der Nahrung. Gute Erfahrungen haben spezielle Kliniken mit Medikamenten gemacht, die aus der Epilepsie-Behandlung bekannt sind. Sie wirken beruhigend und stimmungsstabilisierend. Diese Medikamente sind gut verträglich. Dazu zählen die Wirkstoffe Valproinsäure und Carbamazepin.

Beispiel

Die Gedächtnissprechstunde der geriatrischen Klinik hat Herrn und Frau Hinrichs in der Tat weitergeholfen. Herr Hinrichs muss nicht stationär aufgenommen werden. Vielmehr freut er sich

darauf, alle zwei Wochen zu weiteren Stunden zu gehen, in denen psychologische Tests auf ihn warten. Die Aufgaben kann er gut bewältigen, sodass er ein Erfolgsgefühl hat. Und tatsächlich hat sich sein Zustand seit sechs Monaten nicht verschlechtert. Und: Während er beim Arzt ist, kann seine Frau eine Selbsthilfegruppe in derselben Klinik besuchen.

Diese Kombination von Therapie plus gleichzeitiger Angehörigenarbeit hat sich bewährt: Die Patienten kommen zur Therapiestunde und die betreuenden Angehörigen können sich in einer Selbsthilfegruppe über neueste Hilfeangebote in entspannter Atmosphäre austauschen. Die Selbsthilfegruppe unternimmt auch gemeinsame Fahrten mit Patienten und Angehörigen bis hin zu Freizeiten und Kurzreisen.

Viele Alzheimer-Kranke leiden unter sehr starken Verwirrtheitszuständen und sind zum Teil vollkommen desorientiert. Sie scheinen in einer Welt der Vergangenheit zu leben, erkennen in ihrer Ehefrau die Mutter oder halten ihre erwachsene Tochter für eine Tante aus früheren Jahren. Sie sind nicht mehr in der Lage, sich allein anzuziehen, verwechseln die Reihenfolge der Kleidung, denken nicht mehr an ihre Körperpflege oder verirren sich in den Straßen ihres Stadtteils, obwohl sie dort bereits seit vielen Jahren leben. Und nachts sind sie besonders unruhig. Sie brauchen eine Rund-um-die-Uhr-Betreuung. Angesichts solcher Anforderungen müssen Angehörige auf den Rat von Fachleuten zurückgreifen können.

Deshalb soll hier noch ein Wort zur Rolle psychiatrischer Kliniken folgen. Es ist durchaus sinnvoll, wenn ein Kranker für eine Zeit stationär aufgenommen wird. Hier bestehen spezielle Abteilungen, die gerontopsychiatrischen Stationen. Die Fachkräfte sind im besonderen Maße mit den Problemen von Alzheimer-Kranken und dem Verlauf der Krankheit vertraut. Sie sind in der Lage, zum Beispiel die Wirkung der Medikamente über einen längeren Zeitraum zu beobachten, sodass Angehörige von die-

ser Aufgabe entbunden werden. Außerdem kann das Team aus Krankenschwestern, Altenpflegepersonal, Ärzten, Ergotherapeuten, Sozialarbeitern und Psychologen für und mit den Angehörigen ein Konzept erarbeiten, welche Pflege ein Kranker benötigt, an welchen Tätigkeiten er Freude hat, welche Anregungen und Impulse er braucht, um bestimmte Verrichtungen wieder eigenständig zu übernehmen, und wie eine entspannte und wohltuende Atmosphäre gestaltet werden kann. Hier kann gemeinsam mit Angehörigen überlegt werden, welches Netz ambulanter Dienste am Wohnort besteht und wie es genutzt werden kann, damit pflegende Angehörige Zeit für sich finden. Und hier kann auch darüber nachgedacht werden, wann im Einzelfall ein Umzug in ein Heim erfolgen sollte.

Dennoch bleibt deutlich: Angehörige – oft genug der Ehepartner – tragen die Hauptlast der Betreuung und Pflege verwirrter alter Menschen. Ihr Engagement ist eine unschätzbare Hilfe, zum Beispiel wenn sie einem desorientierten Menschen die vertraute Umgebung erhalten, in der er sich seit Jahren wohl fühlt. Ihr Engagement ist aber auch hilfreich im Heim, wenn sie ihren Angehörigen dort besuchen, häufig mit ihm spazieren gehen und eine entspannte Atmosphäre zu schaffen helfen.

Verstehen – Binnensicht

Gefühle verstehen

Wie fühlt man sich, wenn man langsam das Gedächtnis verliert?

Beispiel

Frau Stielau hat erst vor wenigen Wochen ihren Vater zu sich genommen. Er konnte nicht mehr allein leben. Nachts lief er ziellos umher, verließ die Wohnung und das Haus, und er war

auch schon von der Polizei aufgegriffen worden. Frau Stielau muss jetzt zur Kenntnis nehmen, dass ihr Vater offenbar verwirrt ist, zumindest zeitweise. Sie ist ratlos und versucht sich mit dieser Tatsache auseinander zu setzen.
Abends ist es besonders schlimm. Warum? Keiner weiß es. Der Vater läuft unruhig in der Wohnung herum. Er reagiert gereizt, wenn man ihn anspricht. Nimmt man ihn an die Hand, wehrt er ab und schlägt um sich. Er spricht viel Unverständliches. Er ruft nach seiner Frau, die vor wenigen Monaten gestorben ist. Er weiß nicht, dass er in der Wohnung seiner Tochter ist, in einer anderen Stadt. Er registriert nur die Fremdheit.
84 Jahre ist ihr Vater jetzt alt. Vor fünf Jahren begann die Vergesslichkeit. Aber seine Frau glich diesen Mangel aus und sie unterstützte ihn. Sie kannte seine Gewohnheiten. Spannungen oder Streit gab es nicht, selbst dann nicht, wenn er wieder alles durcheinander gebracht hatte. Sie konnte sich geduldig schweigend einfügen. Allerdings, wenn es zu schwierig wurde, war sie auch mal resolut. Bei ihm durfte sie das.
Vor einem halben Jahr starb sie plötzlich nach einem Schlaganfall. Seitdem lebt er bei seiner Tochter. Es ist eine lebhafte Familie mit drei schulpflichtigen Kindern.
Der Verlust seiner Frau und der notwendige Umzug in eine andere Stadt haben den Vater erkennbar belastet. Jetzt ist er nicht nur von Zeit zu Zeit vergesslich, sondern deutlich verwirrt. Er läuft in der Wohnung herum, sucht seine Frau und reagiert abwehrend, wenn man ihn anspricht. Unangenehm ist auch: Er erkennt seine Tochter nicht mehr, besonders abends.
Frau Stielau will ihren Vater zu Hause betreuen. Das müsste gehen, denn er ist körperlich noch rüstig. Sie versucht sich seinem Tagesrhythmus anzupassen, aber jetzt ist sie offenbar an eine Grenze gekommen.
Sie erzählt: »Jeden Morgen um 8 Uhr steht mein Vater auf. Pünktlich! Das ist einfach seine innere Uhr. Zuerst ist er immer

etwas wackelig auf den Beinen.« Sie hilft ihm. »Wenn er erst einmal auf der Toilette war, dann geht es ganz gut. Er wäscht sich und ich schaue nach ihm, damit er beim Anziehen nichts durcheinander bekommt.«

Die Familie merkt es deutlich: Morgens ist er freundlich, es geht ihm gut. Allerdings muss auch wirklich alles nach seinem gewohnten Schema laufen. Das macht ihn sicher. Denn er vergisst vieles und er hört schwer. Das macht sich gelegentlich störend bemerkbar, wie Frau Stielau erzählt: »Wenn ich früh wegmuss zum Arzt, dann kann ich es ihm nicht erklären. Manchmal weiß ich nicht, ob er wirklich so schlecht hört oder ob er einfach nicht mehr versteht, was ich meine. Jedenfalls wird er dann leicht aggressiv. Er ist schwierig in solchen Situationen, richtig störrisch. Meine Geduld wird schon oft auf die Probe gestellt.«

Anpassung sei noch nie seine starke Seite gewesen: »Er war Maurerpolier. Auf der Baustelle ist alles nach seinen Anweisungen gegangen. Deshalb kann er sich jetzt schwer anpassen, wenn ich etwas anderes möchte als er oder wenn sich sein gewohnter Rhythmus ändert.«

Das sind wichtige Beobachtungen. Sie lassen sich ergänzen durch eine Sichtweise, die versucht sich in die Situation des verwirrten alten Menschen einzufühlen. Dann klingt das etwa so:

Der Tag beginnt für den Vater bereits morgens mit Schwierigkeiten: »Wo bleibt meine Frau? Ich will endlich aufstehen! Alles ist so schwer. Die Beine wollen nicht. Da liegt man flach auf dem Rücken und kann nicht hoch und niemand hilft. Christel!«

Der Vater merkt, dass seine Tochter kommt. Er hört von fern, wie sie ihn anspricht und etwas mit ihm tut: »Was zieht sie da an mir herum? Das ist unangenehm! Hör auf damit! Was soll das? Ich verstehe nichts!«

Abends ist es am schlimmsten. Dann ist er besonders verwirrt und aggressiv. Über den Grund musste sich die Familie erst klar werden. Dann sind alle zu Hause, fünf Personen. Viele Stimmen

tönen, alle erzählen, Türen klappen, der Fernsehapparat läuft, aus dem Kinderzimmer dröhnt Pop-Musik.

Geräusche stürmen auf den alten Mann ein: »Was ist los? Ich bin so müde. Alles ist durcheinander in meinem Kopf. Warum reden die alle? Lärm ... Ich will, dass das aufhört!«

Bereits in dem ruhigen Haus, wenn morgens alle weg sind, hat der Vater Mühe, sich zurechtzufinden. Er versteht nur langsam, wenn seine Tochter ihn anspricht, und kann nur zaghaft darauf reagieren. Aber jetzt ist er richtig »erledigt«. Er fühlt sich machtlos und hilflos.

Und plötzlich steigt Wut in ihm hoch. »Ruhe!«, möchte er schreien. Aber er kann es nicht. Er kann sich nicht mehr ausdrücken. Bei dem Wirrwarr in seinem Kopf fallen ihm jetzt die Worte nicht mehr ein. Stattdessen schlägt er um sich, er schlägt nach der ihm unbekannt, ja feindlich wirkenden Frau, die an ihm zerrt. Er fühlt sich elend und verzweifelt.

Wo ist Christel, seine Frau? »Ich muss Christel suchen.« Das ist die rettende Idee. Christel weiß immer, was für ihn gut ist. Er sieht sich um. Er bemerkt die fremde, ungewohnte Umgebung. Er ist hier zu Besuch. Er sucht die Tür, drückt die Klinke herunter. Ein Widerstand taucht auf. Eine fremde Frau hält ihn fest. Warum? Was fällt ihr denn ein? Er wehrt sich; sie redet auf ihn ein. Panik steigt in ihm hoch.

Wie fühlt sich ein Mensch, der spürt, dass er langsam das Gedächtnis verliert? Das Beispiel macht es deutlich: hilflos, machtlos, wütend, verwirrt, elend, verzweifelt ...

Vieles stürmt auf den Kranken ein: Personen um ihn herum machen unangenehme Geräusche, reden – auch mit ihm –, Musik tönt, Geschirr klappert ... Woher kommen all die Geräusche? Was ist das? Was will man von mir? Wer spricht mit mir? Die Fragen können die Betroffenen nicht formulieren. Stattdessen drücken sie ihre Gefühle von Panik und Angst aus, die in ihnen unaufhaltsam hochsteigen. Der Vergleich macht den Unterschied

deutlich: Was tun »normale« Menschen, wenn sie sich plötzlich in einer verwirrenden Situation zurechtfinden müssen?

Völlig übermüdet steigt ein Urlauber nach einem langen anstrengenden Flug in Frankfurt aus dem Flugzeug. Ein unbekannter Flughafen, Menschenmassen, Geschäfte, Reklame, Fluganzeigen, Kennziffern, Gepäckkarren, Geräusche. Jeder scheint Bescheid zu wissen, alle strömen zielsicher die endlosen Gänge entlang. Der Urlauber bleibt stehen. Er liest die Anzeigetafeln rundherum, sucht nach Orientierungspunkten in dem Getümmel. Der unbekannte Urlauber versucht das Durcheinander von Eindrücken zu ordnen. Dazu haben nicht verwirrte Menschen eine Strategie. Sie sortieren die unbekannte Umgebung, filtern die vielen verschiedenen Eindrücke. Wichtiges ist von Unwichtigem zu trennen: Geschäfte, Cafés interessieren nicht, wenn die Information wichtig ist, wo der Anschlussflug abgefertigt wird. Entsprechend sortiert das gesunde Gehirn die Informationen, die die Augen und Ohren aufnehmen: Gezielt wird die Lautsprecherdurchsage wahrgenommen, anderes erscheint nur noch als Hintergrundgeräusch. Auf diese Weise lässt sich die verwirrende Situation schnell bewältigen. Das anfängliche Gefühl von Hilflosigkeit in dem unbekannten Getriebe verschwindet. Es geht vorbei, bevor es sich zu Panik und Angst steigern kann.

Die verwirrende Situation auf dem Flughafen dient als Parallele. Der Alzheimer-Kranke empfindet die Alltagssituation in der Familie mit den abendlichen Geräuschen ähnlich. Aber es gibt einen sehr wichtigen Unterschied: Sein Gehirn hat die Fähigkeit des Sortierens, des Filterns verloren, und d. h., es hat die Fähigkeit zum abstrakten Denken verloren. Der Betroffene kann sich nicht mehr distanzieren: So wächst das – im Grunde normale, gesunde – Gefühl von Hilflosigkeit, das jeder gut kennt, und es wird zur Angst. Der Kranke fühlt sich hilflos, weil er keine Lösung findet. Das Gehirn als Schaltzentrale für alle Geistes- und Körperfunktionen ist eingeschränkt.

Man kann es im Bild ausdrücken: Der Vater aus dem obigen Beispiel hat »den Kopf verloren«. Aber die Gefühle – im Bauch – sind sehr wohl da: Er fühlt sich elend und hilflos, einsam und verzweifelt. Und weil er »den Kopf verloren hat«, versteht er auch das Gefühl im Bauch nicht. »Alles ist so schrecklich.«

Was tun Gesunde, wenn sie sich gestresst, elend und verzweifelt fühlen?

Nun, sie wehren plötzlich alles ab, was zusätzlich auf sie einstürmt. Sie werden reizbar, aggressiv, bekommen Magenschmerzen. Das innere Gefühl ist häufig: Nur weg, so schnell wie möglich sich dem Druck entziehen und Entspannung und Ruhe suchen. Wenn das nicht ausreichend gelingt, heißt es: »Ich bin vollkommen gestresst!«, »Mir schwirrt alles im Kopf herum!«, »Ich bekomme Kopfschmerzen!« Fakt ist: Die Schaltzentrale, unser Gehirn, signalisiert: »Ende.«

In ähnlicher Weise empfindet der Alzheimer-Kranke viele Alltagssituationen als Stress: in der Familie, beim Arzt, im Krankenhaus, beim Einkaufen in der Stadt oder unterwegs im Bus. Alles kann plötzlich aus der verkraftbaren Normalität heraustreten, die Reize überfluten ihn gleichsam. Das Gehirn, Informationsknotenpunkt und Schaltzentrale, ist seiner Aufgabe nicht mehr gewachsen, alle eintreffenden Informationen und Reize zu erkennen, auszuwerten und zu sortieren, um danach die richtigen und notwendigen Befehle zum Handeln zu geben.

Der Kranke reagiert instinktiv, »aus dem Bauch«. Der Gedanke an Flucht ist nur eine Möglichkeit, sich zu entziehen. Der Vater möchte oft weglaufen; er tut das auch und findet dann nicht mehr nach Hause zurück. Er kennt in der fremden Stadt niemanden und ihn kennt niemand, deshalb sind gelegentlich umfangreiche Suchaktionen nötig. Im Dorf, wo man sich gegenseitig kennt, ist Unterstützung leichter möglich.

Hilfe zu holen ist eine normale Reaktion. Der Vater im Beispiel sucht seine Frau, die vieles zu Hause für ihn geregelt hat.

Auch aggressive Abwehr ist im Grunde eine normale Reaktion auf Stress. Sie muss nicht die Regel sein, aber zuweilen reagiert der Vater aggressiv. Das ist auch von seiner Tagesform abhängig, wie seine Tochter erzählt; dann schlägt er und wehrt auf diese Weise das Bedrohliche, Unverständliche ab.

Wer hat nicht schon das Gefühl ohnmächtiger Wut erlebt, wenn der Kopf brummt und es aus dem Bauch unaufhaltsam hochsteigt: »Jetzt reicht's!« Die klugen Worte für ein klärendes Gespräch fallen einem nicht ein, nur Leere im Kopf; die Hand holt zum Schlag aus, die Tür knallt zu. »Mir ist die Sicherung durchgebrannt« – so lässt sich diese Reaktion beschreiben. Überlegtes Handeln ist nicht mehr möglich, weil einfach zu viel auf einen einströmt: Die Mutter mit drei kleinen Kindern, abgehetzt und müde, nie sind sie zufrieden, quengeln und streiten sich. Oder der Vater im Büro: Nichts funktioniert, ein wichtiger Brief ging auf dem Schreibtisch eines Kollegen unter, das Telefon klingelt andauernd, Termine platzen und dem Chef ist nichts recht.

Beispiel

Die alte Dame saß noch am Kaffeetisch, sie hatte in der Gruppe des Altenheims Kuchen gegessen und Kaffee getrunken. Die anderen Damen und der eine Herr der Betreuungsgruppe für verwirrte alte Menschen waren schon vorgegangen in den Raum, in dem das Chorsingen stattfinden sollte. Frau Nieper kam nur schwer aus dem Sessel. Die Pflegerin fragte sie: »Wollen Sie auch zum Singen wie jeden Donnerstag?« Frau Nieper lächelte etwas abwesend und die Pflegerin nahm das als zustimmendes Signal. Sie schob den Sessel vom Tisch ab und wollte gerade Frau Nieper unter den Arm greifen, als diese drohend ihre Hand hob. Die Altenpflegerin reagierte sofort darauf und nahm diese Geste als Zeichen, dass sie heute nicht zum Singen wolle. Und so war es auch gemeint.

Andere Arten des Rückzugs können sich so ausdrücken: sich verkriechen, »abtauchen« an einen ruhigen Ort, die Ohren zu-

halten im größten Getriebe, sich im Bett verkriechen, die Decke über den Kopf ziehen, sich in eine dunkle Ecke kauern. Auch das sind Formen innerer und äußerer Flucht.

Beispiel

Diese Reaktion ist häufig: Herr Schneehage lebte schon lange mit der Alzheimer-Krankheit; jetzt war sie im Endstadium. Ihm verursachte schon der Alltag Stress. Körperpflege, Anziehen, Essen, Angesprochenwerden, alles das brachte Anforderungen sowie eine Reiz- und Informationsflut, der er nicht gewachsen war. Immer wollte er weglaufen.

Eines Tages war er tatsächlich verschwunden. In großer Sorge suchte das Klinikpersonal die Umgebung ab, denn allein war er vollkommen hilflos. Sie fanden ihn Stunden später auf der Klinikstation, in einem großen Einbauschrank. Er war in ein Fach gekrochen und lag dort im Dunkeln zwischen der Bettwäsche zusammengekauert. Er war ganz ruhig, während die Krankenschwestern und -pfleger erschüttert waren. Ihr Eindruck war: Ein Mann verkriecht sich wie ein verängstigtes Kind im Schrank.

Aber sein Empfinden war anders: Er hatte sich in der Enge des Schrankes eine Erholungspause verschafft, hatte einen Moment Ruhe und vielleicht sogar so etwas wie Geborgenheit gefunden.

Allgemein lässt sich sagen: Jeder gesunde Mensch kommt gelegentlich in psychische und physische Ausnahmesituationen. Er fühlt sich dann überfordert. Auch das gesunde Gehirn kann nur in begrenztem Maß gleichzeitig eintreffende Reize verarbeiten. Der Gesunde allerdings kann sich gezielt eine Pause verschaffen: Ihm hilft ein Spaziergang, ein kleiner Mittagsschlaf, autogenes Training, Sport zu treiben, früh schlafen zu gehen, sich mit Freunden zu treffen und vieles mehr. Das Gehirn erholt sich und ist wieder in gewohnter Weise belastbar.

Anders ist es beim Alzheimer-Kranken. Das kranke Gehirn kann sich nur sehr begrenzt erholen. Der Schaden, den diese schleichende Erkrankung im Gehirn anrichtet, ist irreparabel.

Der Mensch gerät bei fortschreitender Erkrankung immer öfter in Stresssituationen, bis der Alltag selbst mit den elementarsten Verrichtungen schon eine Überforderung ist. Der Kranke hat keine Lösungsstrategien mehr, weil sein Gehirn die Urteilsfähigkeit verloren hat. Er befindet sich jetzt in einer andauernden Stresssituation. Der Kranke fühlt sich ganz durcheinander. Alltagsbelastungen machen ihn bereits verwirrt und seine Verwirrtheit wird sogar noch verstärkt: Er fühlt sich hilflos, weil er einfach nicht mehr weiß, was er tun muss, damit es ihm besser geht.

Merke Auf die Perspektive kommt es an. Es ist hilfreich, durch den Alltag zu gehen und seine Anforderungen, Belastungen und Ansprüche mit den Augen eines Alzheimer-Kranken sehen zu lernen. Das ist dann der Versuch, sich innerlich, gefühlsmäßig auf die Alltagssituationen einzulassen, die ihn verwirren und überfordern. Dazu sind Fragen sinnvoll:

- Welche Situation macht mich nervös, ärgerlich oder aggressiv?
- Wann reagiere ich mit Abwehr, wann möchte ich mich am liebsten verkriechen?

Bei einiger Übung fallen jedem Beispiele des Alltags ein, denn jeder Mensch ist durch die wechselnden Belastungen des Alltags störbar in seiner psychischen Befindlichkeit. Er reagiert normal, wenn er sich wehrt, weil er Angst hat. Oder wenn er weglaufen möchte, weil ihm alles zu viel wird.

Der Effekt dieser Betrachtungsweise ist überraschend: Es lassen sich Situationen entspannen, bevor sie für den Kranken zur Überforderung werden. Und es lassen sich – selbst ungewöhnliche – Reaktionen des Kranken als Stärke, als Widerstand, als aktive Äußerung, als Ressource erfahren, indem vor allem die gesunden Anteile der Reaktion wahrgenommen werden.

Der Kranke bleibt empfindsam. Er bemerkt den Verlust sei-

nes Gedächtnisses, weil der Abbau nicht plötzlich geschieht, sondern langsam. Darüber ist er sehr erschrocken. Er spürt sehr genau, dass er immer schlechter mit den einfachsten Dingen und Situationen umgehen kann. Er wird unsagbar einsam in seiner Angst. Tiefe Verzweiflung darüber kann sich zu einer ernsthaften Depression steigern. Das lässt den Betroffenen dann unter Umständen verwirrter und desorientierter erscheinen, als er in Wahrheit ist. Dann ist er auf verstehende Hilfe angewiesen.

Ausgangsbasis für sinnvolle Hilfe ist es, Verständnis für seine Situation zu entwickeln. Es lohnt sich zu erproben, wie ein Alltag aussehen kann, der aktiv und entspannt sowie seinen Kräften angepasst ist. Denn in einer Atmosphäre von Ruhe und Verständnis gelingt dem Kranken erstaunlich viel. Davon profitiert auch der pflegende Angehörige.

Zusammenfassend lässt sich Folgendes festhalten:

- »Verwirrtheit« ist nicht immer Symptom einer Krankheit. Sie beschreibt auch Situationen und Verhaltensweisen eines gesunden Menschen. Denn in bestimmten Situationen ist Verwirrtheit normal.
- Verhält sich ein demenziell Erkrankter verwirrt, dann ist das eine Mitteilung an die Menschen in seiner Umgebung. Er sagt: »Ich fühle mich überfordert.«
- Diese Botschaft kommt an. Das Wichtigste für eine wirksame Hilfe: zuhören, und zwar nicht nur mit den Ohren. Vielmehr: beobachten, fühlen, den Kranken wahrnehmen in der Gesamtsituation, mit allen ihn vielleicht beunruhigenden Geräuschen und Anforderungen. Das ist der aktive Versuch, ihn zu verstehen, auch wenn ihm die Worte fehlen.
- Jeder Mensch wird krank, wenn er unter Dauerstress lebt. Der Alzheimer-Kranke erlebt oft schon die einfachsten Dinge im Alltag als Belastung oder sogar als Stress. Hilfreich für den Kranken ist es, wenn Pflegende im Alltag dafür sorgen, dass er sich immer nur auf eine Sache zur selben Zeit konzentrie-

ren muss. Schwierig ist es, wenn sich der alte Mensch morgens waschen will, während das Radio läuft, die Kinder durcheinander reden, seine Tochter in der Küche mit Geschirr klappert und der Schwiegersohn über die tägliche Hektik schimpft. Deshalb ist es gut, dass er erst aufsteht, wenn alle aus dem Haus sind.

Verstehen ist die Grundlage des Umgangs mit dem verwirrten alten Menschen. Jetzt geht es darum, daraus die Konsequenzen für eine sinnvolle Gestaltung des Alltags zu ziehen.

Den Alltag bewältigen

Im Gespräch bleiben

Um im Gespräch zu bleiben, ist es zunächst einmal nötig, Gespräche »zu öffnen«. Sie sind der Schlüssel zu den Menschen in der Umgebung. Das wird besonders deutlich, wenn man mit Alzheimer-Kranken umgeht. Gespräche mit ihnen scheinen unmöglich. Kommunikation allerdings nicht. Man muss die Zeichen und Signale nur richtig deuten können.

Das aber bedeutet auch: Um gemeinsam mit einem verwirrten alten Menschen den Alltag zu bewältigen, braucht man Geduld und Kraft. Grundlage dafür sind Zuwendung und eine positive Einstellung zum Leben und zu den Schwierigkeiten des Angehörigen. In der Tat, man kann etwas von der Art und Weise erfassen, wie der Alzheimer-Kranke seine Umgebung erlebt. Dadurch lässt sich seine Sprache verstehen, selbst dann, wenn er mit der Zeit die Worte verloren hat.

Dieses Kapitel zeigt Hilfen auf, wie Angehörige mit dem Betroffenen in Kontakt bleiben können.

Hindernisse tun sich im Gespräch auf. Sie haben auch mit dem

»gesunden« Gesprächspartner zu tun. Selbstreflexion ist gefragt, denn die Situation ist neu. Und es tut weh, wenn man erleben muss, dass sich der vertraute Angehörige plötzlich derartig verändert. Sohn, Tochter oder Lebenspartner haben eine sehr persönliche Beziehung zu dem betroffenen Menschen. Sie haben ihre Erfahrungen mit ihm und ist plötzlich alles ganz anders.

Der fortschreitende Verlust der geistigen Fähigkeiten des Kranken steht den Angehörigen unmittelbar vor Augen: »Es ist so, als ob er noch im Leben stehend stirbt; Monat für Monat stirbt ein Stück von ihm.« Trauer und Angst entstehen. Denn diese Krankheit wirkt bedrohlich, unaufhaltsam fortschreitend.

Außerdem: Bis Angehörige überhaupt bemerken, dass hier eine Krankheit vorliegt, dass das absonderliche Verhalten des alten Menschen mit der »Senilen Demenz« zu tun hat, vergehen Wochen, Monate. Die Veränderungen werden nicht immer sofort verstanden.

Beispiel

Es klingt ganz belanglos, wenn Frau Lampert erzählt: »Mein Vater war noch müde gestern Morgen. Er hat wohl deshalb schlecht geschlafen, weil er erkältet ist.« Aber dann passierte das schockierende Ereignis: »Als ich meinem Vater beim Rasieren helfen wollte, hat er mich tatsächlich geschlagen. Nie habe ich von ihm Schläge bekommen. Auch damals nicht, als er herausbekam, dass ich die Schule geschwänzt hatte. Er hat nur sehr ernst geguckt und hat ruhig und eindringlich mit mir gesprochen. Danach habe ich ihn nie wieder enttäuschen wollen.« Das erzählt Frau Lampert tief traurig, ihre Stimme klingt gepresst, als würde sie den Tränen nahe sein, sie ist erschrocken und verletzt.

Der Kranke verändert sich. Das ist auch äußerlich erkennbar an seiner Körperhaltung und Mimik. Die altbekannte Vitalität und die Ausstrahlung gehen ganz allmählich verloren. Die Persönlichkeit verändert sich. Der Kranke wirkt plötzlich wie eingeigelt, abweisend, verschlossen und in sich gekehrt; der vertraute,

humorvolle Zug um den Mund, den man so liebte, ist verschwunden. Die Lachfältchen um die Augen – wie lange schon sind sie diesen emotionslosen Falten gewichen? »Warum habe ich die Veränderung nicht früher bemerkt?«

Beispiel

Erinnerungen steigen auf, wenn Herr Schunk erzählt: »Meine Frau und ich, wir hatten ein schweres Leben, weil wir mit dem wenigen Geld, das ich in der Fabrik verdiente, sehr rechnen mussten. Die Kinder sollten eine gute Ausbildung haben. Aber als Schneidermeister hatte ich nach dem Krieg keine Chance mehr, neu anzufangen. Martha verlor jedoch nie den Mut. Und wenn ganz viel Trubel war und sie eine große Tischrunde mit ihrem herrlichen Kuchen verwöhnen durfte, dann strahlten ihre Augen.« Die Erinnerung an seine Frau, die er als tapfer, resolut und fröhlich kennt, gibt Herrn Schunk heute die Kraft, sie mit aufopfernder Liebe zu pflegen, auch wenn sie ihn nicht mehr erkennt, nach ihm schlägt und laut schimpft. »Nur, dass ihre Augen so leer blicken, das kann ich nicht verwinden. Manchmal muss ich weinen, wenn ich sie sehe. Sie sitzt zwar neben mir am Tisch, aber ihr Blick fließt ganz weit weg«, sagt er.

So lassen sich die Veränderungen durch die Alzheimer-Krankheit beschreiben. Der Betroffene wirkt eingeigelt und man weiß nicht mehr, wie man zu ihm vordringen kann. Das Gespräch, auch das Alltagsgespräch, ist unterbrochen, abgerissen. Angehörige bemerken diesen Rückzug und reagieren mit Trauer. Auch der Demenz-Kranke bemerkt diese Veränderung, wie an folgendem Gesprächsausschnitt deutlich wird:

Beispiel

»Wie geht es Ihnen, Herr Schwarz?« – »So halbe-halbe ... ja – so halbe-halbe ... Wenn da das Schneckenhaus nicht wäre! Dieses Schneckenhaus ...« Herr Schwarz schüttelt den Kopf, den Blick vor sich auf den Boden gerichtet. Er wirkt nachdenklich, traurig und fast resigniert, wie er so dasitzt und antwortet.

Die Veränderung wird manchmal auch missverstanden. Sie wird wahrgenommen als bewusster Rückzug des Kranken und nicht als Folge der fortschreitenden Demenz. Dann fühlen sich Angehörige zurückgestoßen.

Deutlich ist, *beide* Partner leiden, wenn plötzlich die Kommunikation nicht mehr wie gewohnt möglich ist. Das gilt für den Dementen ebenso wie für den Angehörigen. Der Kranke und der Angehörige – insbesondere, wenn es sich um den Lebenspartner handelt – werden beide einsam in dieser unbekannten Sprachlosigkeit.

Eine neue Zugangsweise ist nötig. Und die gibt es tatsächlich. Allerdings kann sie nur von den gesunden Menschen in der Umgebung ausgehen. Denn einer kann sich nicht ändern: der Kranke selbst.

Auf Situation und Inhalt eingehen

Beispiel

»Ich weiß nicht mehr, wann es anfing.« Herr Schunk denkt einen Augenblick nach. »Irgendwann merkte ich, dass meine Frau ständig Dinge suchte. Sie hatte einfach vergessen, wohin sie sie gelegt hatte. Oder sie stand plötzlich ganz unglücklich in der Küche und wusste nicht mehr, was sie tun wollte.«

Die Merkfähigkeit geht bei den Kranken sehr früh verloren. Andere Leistungen des Gehirns bleiben zunächst erhalten. Im Zentrum des Umgangs miteinander muss das Gespräch stehen. Denn dabei nehmen wir mehr auf als nur das gesprochene Wort. Mimik, Gestik, Tonfall und Atmosphäre gehören ebenfalls dazu. Wir hören und wir verstehen. Dabei muss unser Gehirn verschiedene Leistungen gleichzeitig vollbringen: die eintreffenden Laute verarbeiten, den Inhalt interpretieren und den Satz im Kurzzeitgedächtnis speichern. Auf diese Weise ist man in der Lage, einen gerade gehörten Satz zu wiederholen. Deshalb ist das Hören und Verarbeiten eines Satzes für das Gehirn eine komplexe Aufgabe.

Auch die Gehirnleistung »Interpretieren« gelingt dem Alzheimer-Kranken immer weniger. Menschen nehmen mit dem Ohr Töne auf und das Gehirn setzt die Töne zu sinnvollen Worten zusammen. Sie sind verständlich für die, die die jeweilige Sprache gelernt haben. Gleichzeitig erspüren die Hörenden, wie die Worte gesagt werden: abweisend, freundlich oder hart zum Beispiel. Das ist die Interpretation bezogen auf die Gesamtsituation, in der gesprochen wird. Der Alzheimer-Kranke vergisst zwar zunehmend die Bedeutung der Worte, er nimmt aber sehr wohl die Situationen und die gefühlsmäßigen Mitteilungen auf. Dadurch ergibt sich die Chance, die Situation des Gesprächs bewusst zu gestalten, um dem Kranken gefühlsmäßige Wahrnehmungen zu ermöglichen. Das hilft ihm, seinen Gesprächspartner zu verstehen.

Einfache Regeln, wie man Gespräche beginnt und wie man Gesprächssituationen gestaltet, helfen zunächst weiter:

Zeit geben: Der verwirrte alte Mensch braucht mehr Zeit zum Verstehen als ein gesunder. Diese Zeit erhält er, wenn er zunächst mit seinem Namen angesprochen wird und dann eine kleine Pause entsteht, bevor der Partner weiterredet.

Sich zeigen: Den verwirrten alten Menschen immer von vorne ansprechen, damit er gleichzeitig sieht, wer mit ihm spricht. So erhält er auch Zeit, um sich in der Situation zu orientieren.

Blickkontakt aufnehmen: Dazu ist es notwendig, sich mit dem Gesicht auf seine Augenhöhe zu begeben. Es ist eine Binsenweisheit, dass man sich im Gespräch erst dann wohl fühlt, wenn man dem Partner in die Augen sehen kann. Auch Gesunde reagieren verunsichert, wenn der Gesprächspartner den Blicken ausweicht. Beim Kranken gilt die Regel: Verunsicherung löst Angst aus und Angst macht verwirrt.

Sicherheit geben: Angst auslösendes Verhalten wie Schimpfen, Zurechtweisen oder auch Ironie sollte man vermeiden. Vielmehr gilt: die Sicherheit vermitteln, dass der verwirrte alte Mensch

einem als Partner wichtig ist und er ernst genommen wird. Das heißt auch, auf Signale der Angst sofort zu reagieren, weil man zuweilen ungewollt oder unterschwellig Angst auslöst.

In Körperkontakt gehen: Das Gefühl von Sicherheit vermittelt vor allem der Tastsinn, denn das Sinnesorgan für das Fühlen ist die Haut. Will man den Dementen fühlen lassen, dass jemand mit ihm spricht, nimmt man zum Beispiel seine Hand oder legt die eigene Hand auf sein Knie.

Mit diesen einfachen Verhaltensregeln lässt sich eine Gesprächssituation beginnen. Der Demente kann sich in der entstehenden Atmosphäre von Sicherheit geborgen fühlen und er hat Zeit, sich zu orientieren.

Die nächste Frage lautet nun: Wie kann man das Gespräch so gestalten, dass der Kranke den Inhalt versteht?

Die Schwierigkeit ist augenfällig: Der Kranke kann die Bedeutung der Worte nicht mehr richtig auffassen. Das wird umso schwerer, je mehr Inhalte in einem Satz verpackt sind.

Beispiel

Frau Weinhold ruft ihrem Vater aus der Küche zu: »Vater, wenn du dich mit dem Anziehen beeilst, können wir in zehn Minuten frühstücken!« Diese unbedeutend wirkende, alltägliche Situation macht ihr deutlich, wie schwierig die Verständigung mit ihrem Vater ist. Auf die einfachsten Dinge reagiert er nicht mehr und er wird immer häufiger aggressiv.

Oft kommt es auf die Details und auf das vermeintlich Unbedeutende an. Erstens fällt im Beispiel auf, dass sich die Tochter nicht im selben Zimmer wie der Vater aufhält. Folglich kann er sich nicht orientieren, weil er nicht so schnell versteht, woher die Töne kommen. Er weiß nicht, wer da ruft und dass er gemeint ist. Die Situation überfordert ihn. Zweitens: Der Satz enthält vier Aussagen: »Beeile dich!«, »Zieh dich an!«, »Frühstücken!«, »... in zehn Minuten« und darüber hinaus eine übergeordnete Bedingung: »Wenn-dann!«.

Bekommt der Vater mehr Zeit und wird er in der Weise angesprochen, wie sie die vorangegangenen Regeln nahe legen, dann kann er durchaus verstehen, was man von ihm möchte. Er ist dann ein freundlicher alter Herr. Aber fünf Inhalte in einem Satz überfordern ihn.

Seine aggressive Reaktion erklärt sich auch aus seiner Biografie: Er war als Handwerksmeister ein Leben lang gewohnt, die Dinge zu überblicken, zu entscheiden und zu sagen, »wo es langgeht«. Wenn etwas nicht klappte, wurde er ärgerlich. Jetzt spürt er, dass er selbst oft nicht mehr weiterweiß und Fehler macht. Er fühlt sich unsicher, ist irritiert. Und das verwirrt ihn. Er reagiert wie immer: ärgerlich. Sein Ärger äußert sich aggressiv – verständlich aus seiner Sicht.

Verstehen kann man auch die Tochter, die erschrocken ist, dass sich die Aggression ihres Vaters gegen sie richtet.

Auf diese Weise lassen sich weitere Regeln für das Gespräch mit dem Alzheimer-Kranken formulieren:

- Sprechen Sie in kurzen, einfachen Sätzen!
- Fassen Sie immer nur einen prägnanten Inhalt in einen Satz!
- Wenn die Mitteilung nicht sofort verstanden wird, wiederholen Sie den Satz genau so noch einmal!
- Machen Sie Pausen, denn – man kann es nicht oft genug sagen – der Kranke braucht Zeit zum Verstehen!
- Sprechen Sie deutlich und langsam, in ruhigem Tonfall! Es liegt nicht an der Lautstärke, wenn der Demente nicht sofort versteht. Ihn laut anzusprechen, ja fast anzuschreien erschreckt ihn eher. Das verstärkt seine Verwirrtheit.

Diese Regeln haben sich in der Praxis bewährt. Sie gelten für den Umgang mit verwirrten alten Menschen zu Hause oder im Heim. Konsequent angewandt können sie viel dazu beitragen, dem Kranken zu einer Orientierung zu verhelfen.

Die Kommunikation aus dem vorangegangenen Beispiel ließe sich also so verändern:

Beispiel

Frau Weinhold geht zu ihrem Vater ins Bad. Sie spricht ihn an: »Vater ...« Pause. Sie legt gleichzeitig ihre Hand auf seinen Oberarm. Erst wenn er sie anschaut, spricht sie weiter. »Vater, zieh dich bitte an.« Zeit lassen, damit er diese Bitte verstehen und sie anschließend ausführen kann. Als Frau Weinhold sieht, dass er sich allein ankleidet, geht sie zurück in die Küche. Nach zehn Minuten schaut sie nach ihm. »Vater ... komm bitte zum Frühstück.« Sie sagt es ruhig und wiederholt es einmal. Und dann kommt er freundlich lächelnd und entspannt mit zum Tisch.

In der Tat wirken diese Hilfen. Dabei meint »Hilfe« nicht nur die tätige Unterstützung, wenn einem Kranken aus dem Sessel geholfen werden muss. Hilfe meint beim Alzheimer-Kranken: Unterstützung bei der Orientierung. Dazu ist eine andere Form der Unterstützung nötig, als es »tätige« Hilfe zunächst nahe legt. Auf diese Art der Unterstützung ist der Kranke mit fortschreitender Demenz immer mehr angewiesen.

Entsprechendes gilt auch für das Gespräch. Der Kranke braucht die Unterstützung durch eine seinen Fähigkeiten angepasste Sprache und einen zugewandten, einfühlsamen Umgang in entspannter Atmosphäre. Er ist darauf angewiesen, in einfachen Sätzen und in klarer Sprache angesprochen zu werden. Aber er darf auf keinen Fall zum Kind gemacht werden. Ein Abgleiten in »Babysprache« erniedrigt ihn und verletzt seine Würde als erwachsener Mensch. Er muss als solcher geachtet und behandelt werden. Die bislang genannten Regeln für das tägliche Gespräch mit dem Kranken weisen auf diese Unterstützung hin, damit er entspannt und möglichst angstfrei leben kann. Er kann sich bei Begegnungen mit anderen Menschen orientieren, er behält gleichzeitig sein Selbstwertgefühl und erhält seine Würde, obwohl seine geistigen Fähigkeiten stetig schwinden.

Die Pflege eines dementen Angehörigen fordert sehr viel Kraft, vor allem braucht sie emotionale Energien und Geduld. Dadurch

erreicht sie häufig die Leistungsgrenzen der pflegenden Angehörigen. Aber Angehörige können sich entlasten, wenn sie den Unterschied merken zur sonst üblichen Form der Versorgung: Es gilt nämlich, Orientierungshilfen zu geben und den Alltag für den Kranken von Stress zu befreien.

Die genannten Regeln können darauf aufmerksam machen, wie Wortwahl, Gestik und Verhalten den Stress vermeiden können. Sie machen sensibel für die vielen kleinen Möglichkeiten des Alltags, mit denen Angehörige und Pflegende dem Kranken einfache, kleine Hilfen der Orientierung geben können. Eine harmonische, von Geduld geprägte Atmosphäre ist die beste Medizin für den Alzheimer-Kranken. Diese Sensibilität zu gewinnen zahlt sich unter dem Strich auch für die Pflegenden aus, weil die Pflege eines ausgeglichenen Menschen leichter ist.

Der Kranke muss sich verstanden fühlen

Die Kommunikation bleibt einseitig, wenn sich Pflegende lediglich darum bemühen, dass der Alzheimer-Kranke seine Umgebung besser versteht. Auch der Kranke möchte sich mitteilen und möchte sich verstanden fühlen. Das ist oft sehr schwierig, wenn bei fortschreitender Demenz die Fähigkeit, sich über Sprache auszudrücken, immer mehr verloren geht. Um dem Kranken diese Mitteilungsebene zu eröffnen, können Pflegende »validierend« auf ihn zugehen. Validieren heißt wertschätzen. Gemeint ist eine besondere Form sich einzufühlen, sich gleichsam in die Schuhe des anderen zu stellen. Der Pflegende spricht stellvertretend für den Demenz-Kranken aus, was dieser mitteilen möchte. Dabei liefern alle nichtsprachlichen Ausdrucksformen des Kranken den Inhalt: die Körperhaltung, bestimmte Gesten, der Gesichtsausdruck und sein Verhalten.

Beispiel

Frau Arlt läuft aufgeregt und ziellos durch die Wohnung. Sie spricht Unverständliches, während sie über den Flur zur Haustür läuft, an der sie kurz rüttelt, bevor sie suchend weitergeht. »Nun setz dich doch mal hin, Maria!« Ihr Mann ist heute ganz entnervt von dieser Unruhe und versucht, seine Frau im Wohnzimmer in einen Sessel zu bugsieren. Frau Arlt reagiert heftig. »Du Böser, Böser, Böser, du! Du Böser, Böser!«, ruft sie empört und schlägt nach ihrem Mann, der ihren Arm festhält.

Eine Alltagssituation, die sich so oder ähnlich vielerorts zutragen kann. Nicht selten eskalieren solche Situationen und es kommt zu aggressiven Ausbrüchen bis hin zu Tätlichkeiten, unter denen alle Beteiligten leiden. In jedem Falle aber wird der Alzheimer-Kranke »den Kürzeren« ziehen. Er erlebt eine gewaltige Stressbelastung, die sicher einen tief greifenden Verwirrtheitszustand auslöst. Und er spürt genau die verletzende und entwürdigende Hilflosigkeit, die ihn in solchen Situationen immer beschleicht. Das Gefühl gipfelt in ohnmächtiger Wut oder völliger Resignation und schwerer, anhaltender Verwirrtheit.

Was ist im Beispiel passiert? Herr Arlt meint es doch gut mit seiner Frau und er hat doch schließlich Recht, wenn er sie mal zur Ruhe bringen will. Was wird an einem solchen Beispiel deutlich? Versetzen Sie sich einmal in folgende Situation:

Beispiel

Sie wohnen auf dem Land, die nächste größere Stadt ist 40 km entfernt. Mit einer Überweisung zum Facharzt in der Tasche fahren Sie erst mit dem Bus und dann mit dem Zug weiter. Sie haben viel Zeit, weil Sie auf jeden Fall pünktlich sein wollen. Viel zu früh angekommen, beschließen Sie, noch ein wenig zu bummeln. Schließlich kommen Sie ja höchstens einmal im Jahr hierher. Sie sind erstaunt, wie sich alles verändert hat seit Ihrem letzten Ausflug in die Stadt. Sie streifen durch die Einkaufsstraßen der Fußgängerzone und lassen sich gefangen nehmen von

der ungewohnten, quirligen Atmosphäre, den vielen Menschen und bunten Schaufenstern. Einen Moment lauschen Sie dem Straßenmusikanten an der Ecke und schauen plötzlich erschrocken auf die Uhr: Ihr Arzttermin! Sie hatten vollkommen die Zeit vergessen und müssen sich jetzt wirklich beeilen. Es wird Ihnen bewusst, dass Sie nicht mehr wissen, wie Sie jetzt schnellstmöglich in die Nähe des Bahnhofs kommen, wo die Arztpraxis ist. »Entschuldigen Sie bitte, wie komme ich zum Bahnhof?« – »Nun bleiben Sie mal hier, es ist doch schön hier mit der Musik!« – »Aber bitte, ich habe es eilig, ich muss zum Bahnhof!« – »Nun lassen Sie mal, was wollen Sie denn da bei dem herrlichen Wetter?« – »Bitte, schnell, ich komme sonst zu spät!« – »Warum sind Sie denn so unfreundlich?!«

Wenn Sie sich auf diese kleine Geschichte einlassen, fühlen Sie sich jetzt wie Frau Arlt und möchten Ihren Gesprächspartner am liebsten schlagen. »Dieser blöde Typ! Der nimmt mich ja gar nicht ernst!«, so oder ähnlich denken Sie vielleicht, während eine ohnmächtige Wut in Ihnen hochsteigt und Sie nicht mehr klar denken lässt. Die Faust ballt sich schneller, als ein vernünftiger Gedanke sich formen kann. Besonnenes Handeln ist jetzt mit dieser Wut im Bauch kaum möglich. Eines wird deutlich: Welche Zumutung für einen erwachsenen Menschen es doch ist, in dieser Weise nicht ernst genommen zu werden. Jeder Versuch, sich mitzuteilen, landet wie in Watte. Sie werden nicht verstanden, können sich nicht verständlich machen. Das geschieht einem Demenz-Kranken sicher viele Male am Tag (!) – und natürlich eigentlich in der besten Absicht, ihn zu unterstützen.

Es ist eine andere Art des Gesprächsangebots, wenn Herr Arlt im oben erzählten Beispiel validierend auf seine Frau zugeht. Was teilt sie ihm mit durch ihr aufgeregtes Umherlaufen, das ist die erste Frage, die weiterhilft, um Frau Arlt zu verstehen. Ginge er validierend auf seine Frau zu, könnte sich die Situation vielleicht wie folgt entwickeln:

Beispiel

»Maria!« Er wartet einen Moment, bis sie kurz zu ihm hinschaut. »Maria, du bist ja ganz aufgeregt heute, hast du es eilig?« – »Ich muss nach Hause!« – »Du hast es eilig, weil du schnell nach Hause musst?« – »Aber die Kinder kommen doch gleich aus der Schule!« Frau Arlt läuft weiter. Er geht mit ihr. »Du hast nette Kinder, Maria?« – »Ja! Einen Jungen und ein Mädchen!« Frau Arlt bleibt stehen und lächelt. »Ja«, antwortet Herr Arlt, »wirklich zwei wunderschöne Kinder. Du bist sicher eine gute Mutter.« – »Sie sind schon wild, aber das müssen Kinder ja auch sein, wenn sie noch klein sind«, meint Frau Arlt und schaut ihren Mann jetzt direkt an. Sie ist stehen geblieben, lässt sich unterhaken von ihm und geht mit langsamen Schritten mit ihm ins Wohnzimmer. Den Grund für ihre Aufregung scheint sie vergessen zu haben. »Ja, auf solche Kinder können Eltern wirklich stolz sein, Maria.« Während er das sagt, geleitet er sie zum Sofa. Sie setzt sich und lächelt vor sich hin. Er holt das Fotoalbum aus der Schublade. »Schau, Maria! Unsere Kinder!« Frau Arlt lebt immer mehr in der Vergangenheit und fühlt sich von ihrem Mann verstanden. Erinnerungen bekommen Raum und die damit verbundenen Gefühle können erlebt werden.

Ein validierender Umgang bedeutet:

- Beobachten Sie genau, was der Kranke durch Körperhaltung, Gesten, Gesichtsausdruck und Verhalten ausdrücken könnte.
- Erspüren Sie die Gefühle, die ihn gerade bewegen.
- Bedenken Sie: Gefühle sind der Antrieb seines Handelns.
- Gehen Sie auf Ihren Angehörigen ein, so weit es Ihnen möglich ist (»Stellen Sie sich in seine Schuhe«).
- Validieren Sie diese Gefühle, indem Sie sie annehmen und wertschätzen.
- Machen Sie diese Gefühle des Kranken zum Gesprächsinhalt.
- Ihre Wahrheit bzw. Ihr Anliegen müssen Sie zurückstellen; es führt nur zur Konfrontation.

- Sprechen Sie in direkten, kurzen Sätzen.
- Halten Sie Blickkontakt und nehmen Sie eine zugewandte Körperhaltung ein. Damit drücken Sie Wertschätzung und Verständnis aus.
- Unterstützen Sie die Validation durch dem Kranken gut bekannte Dinge, knüpfen Sie an seine Erinnerungen an.

Sicher wird es im Alltag nicht immer gelingen, in dieser Weise auf den Demenz-Kranken einzugehen. Aber insbesondere in Situationen, die leicht zu eskalieren drohen, ist eine sensible validierende Kommunikation unschätzbar. Die Erfahrung zeigt, dass in den meisten Fällen eine gewalttätige Eskalation verhindert werden kann. In diesem Fall wird auch die Vergesslichkeit des Alzheimer-Kranken zur Hilfe, denn sobald sich der Kranke verstanden fühlt, entspannt er sich und hat den ursprünglichen Antrieb für sein Handeln vergessen, denn er konnte sich mitteilen.

»Was rastet, das rostet« – auch das Gehirn?

Beispiel

Frau Krause ist kürzlich neunzig Jahre alt geworden. An die Feier erinnert sie sich noch lebhaft. Sie wohnt im selben Haus wie ihre Tochter, allerdings in einer eigenen Wohnung im ersten Stock. Ihren Haushalt hat sie bis jetzt selbstständig versorgt. Nur die körperlich anstrengenden Arbeiten wie Einkaufen, Fensterputzen und Wäschewaschen ließ sie von ihrer Tochter erledigen.
In jüngster Zeit ist Frau Krause auffällig vergesslich geworden. Außerdem schläft sie nicht mehr so gut wie früher. Und es ist schon vorgekommen, dass sie ihre Tochter nicht erkannt hat. Das hat nun ihre Tochter, Frau Gehrmann, auf den Plan gerufen. Sie ist beunruhigt und sie sucht nach Besserungsmöglichkeiten. Ihre Lösung: Sie gibt ihrer Mutter immer wieder kleine Denkaufgaben. So fordert sie ihre Mutter etwa auf auszurechnen, wenn sie vom Einkauf zurückkommt, wie viel Wechselgeld sie zurückbe-

kommt. Oder sie fragt: »Mama, was hast du gestern gegessen?« Frau Gehrmann ist der Auffassung: »Was rastet, das rostet! Oma soll sich geistig ruhig mal anstrengen. Sie wird sonst womöglich immer vergesslicher. Training schadet nichts.« Tatsächlich? Frau Gehrmann räumt denn auch ein, ihre Mutter antworte auf die Fragen nicht, rede nur konfus, komme auf Dinge, die mit der Frage nichts zu tun hätten, und zuweilen weine sie auch statt zu antworten. Frau Gehrmann muss zugeben, die »Testfragen« verwirren ihre Mutter weiter.

Die Resignation und die Unfähigkeiten der Mutter haben ebenfalls mit Veränderungen zu tun, die für die Alzheimer-Krankheit typisch sind. Der alte Mensch kann mit fortschreitender Erkrankung nicht mehr lernen; er kann sich nichts mehr merken und er kann nicht mehr abstrakt denken.

Frau Krause sind die Übungsaufgaben zu schwer. Selbst die Aufgabe, das Rückgeld vom Einkaufen auszurechnen, erfordert abstraktes Denken, denn die Zahlenwerte, die für eine Menge stehen, sind abstrakte Größen. Deshalb bleibt der »Erfolg« einer solchen Testaufgabe zweifelhaft. Diese Art des »Gehirntrainings« führt dem Kranken allenfalls seine Unfähigkeit vor Augen. Er merkt durchaus, dass er etwas falsch macht. Darauf reagiert er zusätzlich verwirrt und wird traurig, fühlt sich verunsichert und verzweifelt. Die Gefühle, die dadurch ausgelöst werden, sind stark und bedrängend. Sie belasten ihn zusätzlich, weil er sie nicht mehr ausdrücken kann. Er ist in sich gefangen und sehr einsam. Und damit ist das Gegenteil des ursprünglichen Ziels erreicht: statt Orientierungshilfe zusätzliche Verwirrtheit.

Daraus lässt sich *eine weitere Gesprächsregel* ableiten: Gesprächsinhalte, die Abstraktionsfähigkeit erfordern und Merkfähigkeit voraussetzen, sollten vermieden werden.

Ein wichtiges Hemmnis für Gespräche kann – zusätzlich zu dem, was bislang besprochen wurde – die Unfähigkeit sein, das

richtige Wort für die richtige Sache zu finden. Wortfindungsstörung nennen das die Fachleute. Das kann für den Kranken äußerst quälend sein. Er versteht vieles noch, weiß innerlich auch, was er darauf antworten will, findet aber nicht das richtige Wort, stammelt stattdessen nur sinnlose Worte – und er merkt das.

Gibt es in diesem Fall Möglichkeiten einer Verständigung? Natürlich ist die Fähigkeit der Angehörigen und Pflegenden herausgefordert, den verwirrten alten Menschen trotzdem zu verstehen. Das erfordert viel Übung und die Fähigkeit, sich auf den kranken Gesprächspartner einzulassen. Je besser man ihn kennt, desto leichter fällt es, das Gemeinte zu erfassen.

Das führt wieder dazu, geduldigen, behutsamen Umgang als die beste Medizin zu propagieren. Es gibt keine andere Möglichkeit, als auf die bereits genannten Regeln zu verweisen. Ihre Ziele lassen sich zusammenfassen:

1. Die Situation von zu vielen Reizen entlasten (durch kurze Sätze, klare Mitteilungen, schrittweise vermittelte Informationen)!
2. Dem Kranken Sicherheit vermitteln (durch geduldiges, verstehendes Zuhören)!
3. Validierend auf den Kranken eingehen, damit er sich verstanden fühlt!
4. Sein Selbstwertgefühl verbessern bzw. erhalten!
5. Seine Fähigkeiten entwickeln, zu fühlen (durch leichte Berührungen)!
6. Neue Wahrnehmungsmöglichkeiten erschließen (durch Atmosphäre, Tonlage, vertraute Geräusche, Gerüche, Tastsinn)!

»Wer bin denn ich?«

Umgebung und Gespräche machen dem Alzheimer-Kranken zunehmend Schwierigkeiten. Das ist bislang deutlich geworden. Aber er kann sich auch mit seiner eigenen Person nicht mehr

auseinander setzen. Erstes Anzeichen ist es, wenn er seinen Namen nicht mehr weiß. Oder: Er schaut in den Spiegel und sieht eine fremde Person, mit der er sogar eine Unterhaltung führen kann. Angehörigen erscheint eine solche Situation oft peinlich, und sie meinen diese Scheinunterhaltung unterbrechen zu müssen.

Beispiel

»Jetzt redest du sogar schon mit deinem Spiegelbild, einfach schrecklich! Dass es so weit kommt! Mama! Das bist doch du selbst!« Frau Gehrmann wehrt sich innerlich gegen die Erkenntnis, wie sehr sich ihre Mutter verändert hat. Im Gespräch tritt der Hintergrund zu Tage: »Eigentlich habe ich mehr an meinem Vater gehangen. Ihn habe ich liebevoll gepflegt nach seinem Herzinfarkt. Leider hat er sich nicht mehr erholt; viel zu früh ist er gestorben. Der Verlust war für mich besonders groß, weil meine Mutter nie Gefühle zeigen konnte. Ich habe sie manchmal gefürchtet. Ja, Respekt hatte ich vor ihr.«

Die neue Aufgabe muss Frau Gehrmann überfordern. Aus der Respektsperson von einst ist jetzt ein Mensch geworden, der ihr scheinbar kindlich gegenübertritt. Sie sagt denn auch deutlich: »Wenn sie jetzt so wird, das halte ich nicht aus!«

Distanz kennzeichnete bislang die Beziehung von Frau Gehrmann zu ihrer Mutter. Jetzt muss sie das Bild von der Respekt heischenden Mutter zurechtrücken und um das Bild einer verwirrten und unterstützungsbedürftigen, aber dennoch charaktervollen und lebenserfahrenen alten Dame ergänzen. Dafür braucht sie Zeit. Im Beratungsgespräch klärt sich ihre Verunsicherung. Sie kann sich darauf einlassen, die Situation aus der Sicht ihrer Mutter noch einmal zu beleuchten. Dadurch fallen ihr bestimmte Begebenheiten auf.

Das Gespräch mit ihrem Spiegelbild zeigt ihre Mutter verändert, die sonst durch die Krankheit verkrampft, angespannt und hilfsbedürftig wirkt:

- ihre Körperhaltung ist aufrechter,
- ihre Ausstrahlung ist vitaler,
- der Gesichtsausdruck ist entspannt und sie lacht gelegentlich sogar,
- die Augen wirken lebhaft,
- ihre Stimme klingt fest wie früher.

Die alte verwirrte Dame fühlt sich offensichtlich wohl in ihrem Gespräch mit sich selbst. Es läuft nach ihren eigenen Spielregeln ab. Niemand redet dazwischen, niemand sagt »unverständliche« Dinge, niemand redet fordernd mit ihr; kurz: Sie erlebt sich emotional positiv in dieser kleinen Begebenheit. Das stärkt ihr Selbstwertgefühl. Sie soll sich wohl fühlen dürfen, so lässt sich das Ziel beschreiben. Die angestrebte Lebensqualität für den verwirrten alten Menschen ist in diesem Augenblick für die alte Dame erreicht. Und ihre Tochter ist erleichtert, dass sie ihre Mutter wiedererkennt.

In der Tat: Angehörige erfahren Entlastung, wenn sie lernen können, im Alltagsverhalten der Kranken die positiven Aspekte zu entdecken. Es gilt, sich nicht an den ungewöhnlichen, ihnen peinlichen oder gar »verrückten« Anteilen eines Verhaltens zu reiben, sondern darin das zu sehen, was ein Kranker an positivem Erlebnisgewinn davon hat.

Um das sehen zu lernen, können die folgenden Fragen dienlich sein:

- Sieht der Kranke entspannt, zufrieden, glücklich aus?
- Bewegt er sich sicher?

Lassen sich diese beiden Fragen mit »Ja« beantworten? Dann ist eine »Kraftreserve« des Alzheimer-Kranken bewusst geworden.

Freilich: Abzuwägen bleibt noch:

- Kann die Situation für den Kranken problematisch oder gefährlich werden, wenn etwa Unfallgefahr droht, weil jemand zum Beispiel beim Kochen mit der Herdplatte nicht mehr umgehen kann?

Ein »Nein« bei gleichzeitig positiven Antworten der beiden ersten Fragen steckt den Rahmen ab, in dem der Kranke sich selbstständig erleben kann. Das gilt es zu fördern.

Dabei lässt sich beobachten: Immer dann, wenn der Kranke seine eigenen Kräfte einsetzen kann, wenn er sich wohl fühlt und sich positiv erleben kann, dann sind zugleich die Pflegenden zu Hause und im Heim entlastet. Diese Kraftreserven und diese Stärken gilt es zu entdecken, und die Methode der Wahl ist es, die Perspektive des Kranken einzunehmen. Je mehr Ressourcen zu Tage treten und den Alltag prägen können, desto leichter wird die Pflege. Dann gelingt es, die sich verändernde Beziehung zum Verwirrten zu leben, ohne sie trauernd ausschließlich als Belastung zu empfinden.

Kopf, Hände, Füße – Orientierung am eigenen Körper

Beispiel

Seit einigen Wochen lebt Herr Kloos in einem Heim. Morgens ist er ausgeglichen und freundlich, jedenfalls dann, wenn er sich frisch fühlt und in Ruhe gefrühstückt hat. Er sitzt dann gern mit Frau Tegebauer zusammen, die in ihm ihren verstorbenen Mann sieht. Und so geht sie auch mit ihm um: Sie kümmert sich um ihn, sie bemuttert ihn geradezu. Herr Kloos fühlt sich sichtlich wohl. Plötzlich wird er unruhig, springt auf, räumt im Zeitungsstapel auf dem Tisch herum und zupft an den Blumen in der Vase. Das Pflegepersonal wird aufmerksam, aber bevor es die Unruhe deuten kann, geht das Malheur im wahrsten Sinne des Wortes in die Hose. Herr Kloos ist sichtlich erschüttert, es ist ihm peinlich, er ist deutlich entsetzt über sich. Seine Reaktion: Er ist vollkommen durcheinander.

Der Hintergrund lässt sich beleuchten. Offensichtlich ist: Der Kranke verliert die Orientierung an seinem Körper. Zwar wird der Harndrang als unangenehmes, drückendes Gefühl bemerkt, aber der Kranke kann es nicht mehr zuordnen und in Handlung

umsetzen. Diese Fähigkeit geht oft schon zu Beginn der Erkrankung verloren.

Deshalb sollen hier weitere Beispiele beleuchten, wie sich der Orientierungsverlust am eigenen Körper auswirkt: das trockene Brennen im Nasen-Rachen-Raum als Zeichen einer beginnenden Erkältung; Kopfschmerzen; das körperliche Unbehagen bei einer Verstopfung. Das sind einige Körpersignale, die immer wieder vorkommen und die jedem nachvollziehbar sind. Entscheidend ist die Wirkung: Wenn der Kranke selbst nicht mehr interpretieren kann, was ihn quält, wird er nur mit allgemeiner Unruhe und gesteigerter Verwirrtheit reagieren können.

Das Ziel der Pflege ist hier, die Ursache für die Unruhe, die Aggression bzw. das veränderte Verhalten des Kranken zu finden.

Was Helfer tun können:

- Unruhezustände verstehen als Mitteilung und als Bitte um Hilfe.
- Nicht schimpfen (!), das steigert nur die Verwirrtheit und provoziert Aggressionen.
- Geduldig und ruhig nachfragen.
- Den Kranken aufmerksam beobachten, um die Ursache für die Unruhe herauszufinden:
  - Wie verhält sich der Kranke?
  - Was ist an seinem Verhalten anders als vorher?
  - Welche Faktoren in der Umgebung/an der Situation haben sich verändert?
- Nahe liegende Ursachen zuerst überprüfen: Harndrang, Stuhldrang, Verstopfung. Fragen Sie den Kranken oder führen Sie ihn zur Toilette.
- Regelmäßige Toilettenzeiten einhalten, und zwar entsprechend den individuellen Gewohnheiten des Kranken (z. B. Trinkmenge, Stuhlgewohnheiten).
- Hat der Betroffene Schmerzen? Diese Frage wird von Pflegen-

den leicht vergessen. Probieren Sie, ob die Unruhe nach der Einnahme eines Schmerzmittels nachlässt. Die einmalige Gabe einer Schmerztablette ist harmlos gemessen an der Qual des Kranken, wenn er Schmerzen hat. Im Zweifelsfalle fragen Sie den behandelnden Arzt.

Was man zu Hause oder im Heim tun kann, um zur Orientierung beizutragen und um Verwirrtheitszustände zu vermeiden, lässt sich am Beispiel verdeutlichen.

Beispiel

Die Schwestern und Pfleger der gerontopsychiatrischen Klinik waren ratlos. Frau Michaelis war zwar als Notfall in das Landeskrankenhaus gekommen, weil sie zunehmend verwirrt und nachts unruhig war, und schon früher hatte der Hausarzt die Vermutung geäußert, sie leide an einer beginnenden Alzheimer-Erkrankung. Aber sie sollte jetzt nur fachärztlich beobachtet und gründlich untersucht werden, weil ihre Erkrankung noch nicht sehr weit fortgeschritten war. Sie sollte auch nur kurze Zeit in der Klinik bleiben.

Aber jetzt stellte sich heraus: Ihr Zustand hatte sich seit der Aufnahme rapide verschlechtert. Anfangs konnte Frau Michaelis noch vieles selbst sagen, sie war nur zeitweise verwirrt. Schon nach der ersten Nacht aber war sie vollkommen desorientiert, zerrte unruhig an ihrer Kleidung, riss an ihrem Haar, bis sich der ordentlich aufgesteckte Knoten ein wiederholtes Mal löste. Selbst ihren Namen konnte sie nicht mehr sagen.

Sicherlich, die ungewohnte Umgebung im Krankenhaus verursachte ihr Stress; auf Ortswechsel reagieren viele alte Menschen mit vorübergehender Verwirrtheit. Aber eine so große Veränderung ist ungewöhnlich. Ein Krankenpfleger kam auf die Ursache der Verwirrtheit: »Frau Michaelis hat ein geliehenes Kleid an. Aber sie ist doch in Tracht gekommen mit mehreren Röcken und einem schönen Knoten über der Stirn.« Tatsächlich, ihr Ehemann hatte die Kleider zum Waschen mitgenommen, und Ersatz war

noch nicht da. In der fremden Kleidung fehlte ihr das vertraute Körpergefühl der schweren Röcke und der Schürze, so wie sie es ein Leben lang gewohnt war. Noch etwas fiel auf: Zu dieser regional nur noch von wenigen Frauen getragenen Tracht gehörte auch der geflochtene Knoten über der Stirn und nicht im Nacken. Eine fein gestrickte Kopfbedeckung und ein gekreuztes Brusttuch ergänzen diese Tracht.

Aus der Sicht der Beobachter war das eine geringfügige Veränderung: ein neues Kleid und eine leicht veränderte Frisur. Doch sie führte dazu, dass Frau Michaelis die Orientierung für ihren Körper verlor; ihr Körpergefühl war ihr ungewohnt und unbehaglich. Aber sie konnte es nicht mehr selbst ausdrücken.

Die Probe aufs Exempel zeigte: Schon die gewohnte Frisur mit dem Haarknoten über der Stirn machte aus Frau Michaelis schlagartig wieder die freundliche alte Dame, die nur manchmal etwas durcheinander war.

Dieses Beispiel zeigt eindrücklich, wie wichtig es ist, einen Heimbewohner oder Angehörigen genau zu beobachten. Es geht dabei darum, die Sichtweise des Betroffenen aufzunehmen; und das heißt zu lernen, Umgebung, Person und Alltagssituationen aus seiner Perspektive zu sehen. Gerade die Kleinigkeiten bewirken oft viel, auch wenn sie banal oder unwichtig erscheinen.

Die Bewegungsabläufe verändern sich

Beispiel

Es entspricht dem Alltag in der Pflege verwirrter alter Menschen, was Frau Wiechmann erzählt: »Mein Mann ist körperlich noch fit. Mir geht es schlechter. Beim Spazierengehen zum Beispiel hat er noch immer einen guten Schritt. Aber zu Hause, wenn er in die Wanne steigen oder nur einen Fuß anheben soll, damit ich ihm den Strumpf anziehen kann, dann macht er sich plötzlich steif. Er rührt sich nicht von der Stelle. Dann brauche ich viel Kraft, um seinen Fuß hochzuheben. Das ist jeden Morgen das Gleiche.

Manchmal bin ich verzweifelt und richtig wütend, wenn er so bockig ist und mir alles noch schwerer macht!«

In Wirklichkeit ist der Betroffene nicht »bockig«. Warum aber ist der Kranke so schwierig und schwerfällig, wenn er doch eigentlich beweglich ist? Warum wirkt er wie blockiert?

Die Ursache liegt im Gehirn. Diese »Schaltzentrale« kann mit der Zeit viele Funktionen nicht mehr erfüllen. Und eine der Aufgaben des Gehirns ist die Planung und Koordinierung der Bewegung. Gesunde heben ihr Bein an, weil sie es wollen. Das geschieht mehr oder weniger bewusst. Unbewusst tun wir es dann, wenn wir im Park spazieren gehen. Erst wenn etwas Unvorhergesehenes auftaucht, ein Hindernis etwa, müssen die Schritte bewusst und überlegt gesetzt werden. Rhythmisch und entspannt laufen Gesunde gleichsam »wie von selbst«. Gehen ist eine erlernte, lebenslang geübte und deshalb automatisch ablaufende Fähigkeit des gesunden Menschen.

Auch der Alzheimer-Kranke kann deshalb sehr wohl spazieren gehen und macht nicht selten einen rüstigen Eindruck. Aber sobald ein Hindernis – zum Beispiel eine Pfütze – auf dem Weg auftaucht, scheinen plötzlich seine Füße am Boden zu kleben. Er wird unsicher, die Schritte werden mühsam und klein, denn die Pfütze verändert für ihn die Situation grundlegend. Das mag banal klingen, ist es aber gerade für den verwirrten alten Menschen nicht: Denn jetzt muss zunächst das Gehirn die Größe der Pfütze erfassen, sie bewerten und einschätzen. Dann müssen die weiteren Schritte gesetzt werden, vorsichtig, gezielt und der Situation angepasst, um an dem Hindernis – der Pfütze – vorbeizugehen oder darüber hinwegzusteigen.

Tatsächlich stellt dieses kleine Manöver komplexe Anforderungen an das Gehirn: abstrahieren, bewerten, planen, koordinieren. Das läuft bei Gesunden automatisch ab, aber gerade für Alzheimer-Kranke ist es typisch, diese Fähigkeiten zu verlieren.

Wie Pflegende im Heim und zu Hause unterstützend eingrei-

fen können, machen Beispiele zur Körperpflege oder zum An- und Auskleiden deutlich.

Beispiel

»Wenn ich ihm den Waschlappen in die Hand gebe und ihm anfangs die Hand führe, dann kann er sich eigenständig waschen, und das fast vollständig. Aber dieser Anstoß muss sein. Als ich ihn einmal allein gelassen habe, stand er noch eine Viertelstunde später mit dem Waschlappen in der Hand und wusste nicht weiter.« Frau Wiechmann hat intuitiv das Richtige getan, um ihrem Mann zu helfen, sich selbst zu waschen, und das, obwohl seine Bewegungsplanung gestört war und er die Orientierung am eigenen Körper verloren hatte.

Die Unterstützung setzt dort den Impuls, wo der Kranke die Fähigkeit verloren hat. Nicht mehr und nicht weniger ist notwendig. So lautet die Beschreibung von »Pflege« in diesem Fall. Ist die Bewegungsplanung gestört, kann der Kranke sehr wohl die Bewegungen ausführen, nämlich wie rein motorische Abläufe, wenn Gelenke und Muskeln altersentsprechend funktionieren. Aber es fehlt der gezielte Impuls aus der Schaltzentrale Gehirn, wie am »Pfützenbeispiel« gezeigt. Auch die Orientierung am eigenen Körper gelingt dem Betroffenen nicht mehr auf Anhieb.

Der Grund dafür ist nachvollziehbar. Das Gefühl für den Körper entsteht erst aus dem sinnvollen Zusammenspiel aller einzelnen Körperteile. Diese Aufgabe übernimmt das Gehirn; es koordiniert die Körperteile zu einer Einheit, sodass harmonische Bewegungsabläufe entstehen können. Erst die Fähigkeit, Bewegungen zu koordinieren, ermöglicht es, den Körper als Einheit wahrzunehmen und nicht als eine Ansammlung unterschiedlicher Körperteile.

Die Aufgabe der Pflegeperson ist es, für den Kranken die Planung, also die Kopfarbeit, zu übernehmen. Die Bewegung, also die Muskelarbeit, kann er selbstständig ausführen. Das gelingt,

wenn man alles das berücksichtigt, was zu einer gelungenen Kommunikation mit dem Alzheimer-Kranken genannt wurde: dem Kranken neue Wahrnehmungsmöglichkeiten erschließen, um seine Orientierung in der Situation und am eigenen Körper zu unterstützen. Daraus ergeben sich weitere Anregungen für die Betreuung:

Impulse auslösen: Die Pflegeperson ersetzt den fehlenden Gehirnimpuls durch gezielte Berührungen mit den Händen. Sie überträgt mit ihren Händen den nötigen Impuls auf den Körperteil des Kranken, der die Bewegung ausführen soll. Zum Beispiel: Beim Anziehen der Strümpfe soll der Betroffene den Fuß anheben. Ein sanfter Druck am Knie markiert für ihn die Richtung der Bewegung.

Bewegung übermitteln: Damit übermitteln die Hände der pflegenden Person die Botschaft, die im kranken Gehirn nicht mehr entstehen kann. Sie gelangt direkt an den Zielort, nämlich den Körperteil, den der Kranke bewegen soll. Die Hände übermitteln »bewegen«, »in Richtung ...«, »los!« oder »aufhören!«.

Vorsichtige Berührungen: Die Hände der Pflegeperson sollten warm sein und die Berührung sanft und sicher ausführen, damit der Verwirrte nicht erschrickt. Erschrecken löst Angstgefühle aus und Angst macht wiederum verwirrt.

Ruhiger Körperkontakt: Erst die Berührung mit der gesamten Handfläche der pflegenden Person vermittelt dem verwirrten Menschen die notwendige Sicherheit: Ein guter Körperkontakt ist wichtig. Denn: Eine nur flüchtige Berührung wirkt verunsichernd auf den Alzheimer-Kranken. Das verstärkt die Verwirrtheit.

Dies lässt sich am Beispiel »Gesicht waschen« verdeutlichen. Die Pflegeperson nimmt die Hand des Kranken, die den Waschlappen hält, in ihre Hand und führt langsam die Bewegung in der gewünschten Richtung zum Gesicht. Sie startet also den Bewegungsablauf und unterstützt dies durch Worte.

Diese Starthilfe ist notwendig. Mit ihrer Hilfe gelingt es dem Verwirrten noch recht lange, sich selbstständig zu waschen oder sich ein Kleidungsstück anzuziehen. »Dann wäscht er sich das Gesicht immer wieder und wieder. Ich muss seine Hand anhalten und zum Arm führen, damit er sich dort wäscht. Das klappt ganz gut.« Frau Wiechmann ergänzt: »Das ist mir wichtig. Die Intimtoilette wäre mir schon unangenehm. Es ist gut, dass er das noch selbst macht.«

Was Frau Wiechmann durch Beobachtung herausgefunden hat, ist einfach zu verstehen: Anfang und Ende einer Bewegung bzw. einer Handlung muss sie setzen, denn sie sind situationsabhängig. Das Gehirn muss flexibel und schnell reagieren. Diese Anpassung an aktuelle Situationen kann das kranke Gehirn nicht mehr leisten, deshalb benötigt Herr Wiechmann am Anfang und am Ende der einzelnen Handlung Hilfe. Die Bewegung selbst, vom motorischen Ablauf her gesehen, ist eingeübt und als Körpererfahrung im Gehirn fest verankert. Diese Bewegungsabläufe laufen automatisch ab, ohne bewusste Überlegung.

Die Beobachtung lässt noch etwas deutlich werden: In Alltagsdingen entstehen sehr individuelle Abläufe. Waschen, Rasieren, Treppensteigen, alle routinierten Bewegungsabläufe entwickeln typische Merkmale, die oft kaum bewusst sind. Es entstehen typische Bewegungsmuster. »Ich erkenne meinen Vater schon von weitem an seinem Gang.« Ebenso wie Gesichtszüge und Fingerabdrücke sind Körperhaltung und Bewegungen individuelle Merkmale eines Menschen. Die typischen Bewegungsmuster sind regelrecht eingeschliffen und laufen automatisch ab: Zähneputzen, Kartoffelnschälen, Staubwischen, Gehen, Sich-Einseifen unter der Dusche, Haarekämmen etc. Alle haben ein individuelles Bewegungsmuster und einen jeder Person eigenen Rhythmus. Daraus lässt sich für den Umgang mit dem Alzheimer-Kranken weiter ableiten:

Selbstständigkeit fördern: Anfang und Ende einer Bewegung

müssen gesetzt werden. Die Bewegungen selbst laufen automatisch ab. In dieser Phase eines Handlungsablaufs ist der Kranke selbstständig. Das gilt es zu fördern.

Vertraute Bewegungsabläufe schaffen: Automatisierte Bewegungsabläufe haben für jeden Menschen einen eigenen Rhythmus. Diesen Rhythmus erkennt der Kranke wieder; er ist deshalb eine Orientierungshilfe für ihn. Folglich lässt sich die Grundregel wieder aufnehmen: Jeder Mensch fühlt sich nur dann wohl, wenn er sich sicher bewegen kann. Das aber kann er nur, wenn er sich orientieren kann. Andernfalls entsteht Angst. Deshalb sollten Pflegende dem Betroffenen die Möglichkeit bieten, sich in vertrauten Bewegungsabläufen wohl zu fühlen, und das so oft wie möglich.

Rhythmen einhalten: Rhythmische Bewegungsabläufe beinhalten viele Wiederholungen. Wiederholungen sind auch ein Zeitgewinn: Der Kranke hat Zeit, sich in eine Situation hineinzufühlen und sie zu verstehen. Das hilft dem Verwirrten.

Harmonie herstellen: Rhythmisches strahlt Harmonie aus. Der Alzheimer-Kranke ist besonders auf eine harmonische Atmosphäre angewiesen, in der er sich entspannen kann.

Gewohnheiten belassen: In seinen Bewegungsmöglichkeiten, die er noch zur Verfügung hat, fühlt sich der Verwirrte wohl. Dadurch wird sein Selbstwertgefühl gestärkt. Das wieder ist eine wesentliche Hilfe, damit er sich zu seiner Person orientieren kann. Geben Sie dem Kranken die notwendigen Impulse und lassen Sie ihn Bewegungsabläufe auf seine gewohnte Weise ausführen, dann fühlt er sich sicher. Das ist ein wesentliches Ziel in der Betreuung des Alzheimer-Kranken.

Entspannung ermöglichen: Wenn sich der Kranke wohl fühlt, läuft vieles »wie von selbst«. Das ist natürlich auch eine deutliche Erleichterung für die pflegende Person. Sie werden oft überrascht sein, wie viel ein Verwirrter noch kann, wenn er sich entspannt und wohl fühlt.

Gestörte Bewegungsplanung und die beeinträchtigte Orientierung am eigenen Körper lassen den Kranken unsicher werden. Die Sturzgefahr nimmt zu. Viele Betroffene haben davor große Angst. Die Sicherheit wird unterstützt durch folgende praktische Hilfen:

- Handgriffe im Bad an der Wanne und neben der Toilette anbringen.
- Duschhocker, Wannensitz und Toilettenerhöhung. (Achtung: Individuelle Lösungen für das Bad zu Hause erfragt man im Sanitätsgeschäft oder lässt sich in einer Sozialstation beraten.)
- Schuhe sollen bequem sein und dem Fuß guten Halt geben. Pantoffeln zum Beispiel sind ungeeignet.
- Günstig sind – auch für Frauen – flache Schuhe, da sie den Füßen einen besseren Kontakt zum Boden bieten. Das ist notwendig für einen sicheren Stand.
- Gehhilfen (Handstock etc.) müssen eine intakte Gummikappe haben. Der Wanderstock mit Metallspitze ist gefährlich, weil er auf Asphalt oder auf dem Fußboden in der Wohnung wegrutschen kann.
- Eine entspannte Atmosphäre erreicht man etwa durch den beruhigenden Klang von Worten oder Musik – auch Entspannung beugt Stürzen vor.
- Bewegungsabläufe immer auf die gleiche Weise unterstützen bzw. anstoßen, denn Routine vermittelt Sicherheit. Routinierte Bewegungsabläufe entwickeln ihren eigenen Rhythmus.
- Bewegungsabläufe in ihrem Rhythmus unterstützen: Zum Beispiel beim Spazierengehen leicht den Ellenbogen des Kranken fassen und sich dem Schritt des Kranken anpassen. Im Gleichschritt mit der pflegenden Person gewinnt der Alzheimer-Kranke an Sicherheit.

Sichere Handgriffe, eine entspannte Atmosphäre usw. mindern die Unfallgefahr; sie beugen einem Sturz vor, weil der Verwirrte sich innerlich sicherer fühlt.

Wie nimmt der Kranke wahr?

Der sichere Tritt gelingt Gesunden, wenn sie sehen, wohin sie ihren Fuß setzen. Für Alzheimer-Kranke verändert sich das Sehen: Die Fähigkeit zur räumlichen Wahrnehmung und die Fähigkeit, Kontraste zu sehen, nehmen ab. Die Folgen können schwerwiegend sein,

1. wenn in der Dämmerung alle Konturen bei abnehmendem Licht ineinander fließen und
2. wenn ein Raum farblich Ton in Ton gestaltet ist,
3. denn dadurch ist auch die Möglichkeit beeinträchtigt, Entfernungen sicher abzuschätzen.

Wenn die Bewegungsplanung gestört und die optische Wahrnehmung beeinträchtigt sind, wirkt sich das besonders verunsichernd und verwirrend aus. Der Kranke verliert die Sicherheit selbst in jenen Bewegungsabläufen, die eigentlich automatisch ausgeführt werden: Er läuft mit unsicheren Schritten. Stehen mit geschlossenen Füßen wird schwerer; er stellt die Füße weiter auseinander, um sicheren Stand zu haben. Die Angst vor einem Sturz lässt ihn verkrampfen. Das hemmt die Bewegungen zusätzlich.

Beispiel

Signale der Unsicherheit lassen sich deutlich erkennen. Frau Grams erzählt: »Ich glaube, ich muss mit meiner Mutter zum Augenarzt. Sie ist schon wieder gegen Möbel gelaufen; sie konnte sie eigentlich nicht übersehen. Und auf der Treppe wird sie ganz ängstlich und wartet auf jeder Stufe einen Moment ab. Nur unsicher und zögernd tastet sie mit dem Fuß vor, bis sie auf der nächsten Stufe fest steht. Vor einer Woche ist sie mehrfach gestürzt. Jetzt mache ich mir Sorgen, ob sie plötzlich nicht mehr gut sehen kann.«

Die Sorge von Frau Grams ist verständlich. Der Besuch beim Augenarzt ist sinnvoll. Eine Veränderung in der Sehfähigkeit kann aber auch andere Ursachen haben als die Alzheimer-Krank-

heit. Wenn der Betroffene eine Brille mit eingeschliffenen Gläsern für nah und fern trägt, sollte mit dem Augenarzt über eine neue Brille gesprochen werden. Denn eingeschliffene Gläser sind komplizierte Sehhilfen. Nicht selten haben auch gesunde Menschen mit derartigen Brillen ihre Schwierigkeiten; so können einige beim Treppensteigen Entfernungen nicht mehr sicher abschätzen. Für Alzheimer-Kranke sind diese Brillen ungeeignet, weil sich die Wahrnehmungsfähigkeit verändert hat.

Damit sich Möbelstücke im Raum besser hervorheben, d. h. die Kontraste größer werden, kann man Folgendes tun:

- ein weißes Tischtuch auf den Tisch legen, denn bei dunkleren Farben in der Umgebung hebt sich auch ein weißes Tischtuch gut ab;
- eine Wolldecke in Kontrastfarben auf das Sofa oder über einen Sessel legen;
- für gutes Licht sorgen.

Wenn die Nacht zum Tage wird: Schlafumkehr

Wer kennt das nicht, wenn alte verwirrte Menschen nachts in ihrem Zimmer umherlaufen, in der Küche räumen und Schränke durchwühlen. Die Kehrseite ist: Der Kranke ist tagsüber müde, immer wieder nickt er im Sessel ein, und abends strebt er gleich nach dem Abendessen ins Bett. Spätestens um Mitternacht ist für ihn die Nacht vorbei. Dieses Phänomen wird als Schlafumkehr bezeichnet. Tatsächlich kann man daran zum Beispiel mit Medikamenten wenig ändern. Aber es gibt einige Möglichkeiten, durch gezielte Maßnahmen diese Situation zu verbessern.

Überprüfen der eigenen Erwartungen: Ein alter Mensch hat ein geringeres Schlafbedürfnis als ein junger Mensch. Nach rund sechs Stunden hat er ausgeschlafen. Das hat Folgen für die Betreuung eines verwirrten alten Menschen: Die Erwartung, der Kranke könne acht bis zehn Stunden pro Nacht im Bett liegen, ist selbst für einen gesunden älteren Menschen unrealistisch.

Schlafrituale übernehmen: Jeder Mensch hat mehr oder weniger eingefahrene Zubettgeh- und Einschlaf-Gewohnheiten. Diese Gewohnheiten, die wie Schlafrituale wirken, fördern den entspannten Schlaf. Man sollte sie in den Ablauf des Abends übernehmen. Folgende Fragen helfen weiter:

- Wann ging der Kranke früher immer zu Bett?
- Gibt es in diesem Zusammenhang typische Angewohnheiten? Ein Glas Milch trinken oder ein Bier, Lesen vor dem Einschlafen, Fernsehen bis zu den Spätnachrichten etc.
- Schläft er bei geöffnetem Fenster?

Aktivitäten am Tag: Um in der Nacht wirklich müde zu sein, muss man den Tag aktiv verbringen. Sinnvolle Beschäftigung am Tag und Spaziergänge wirken der Tagesmüdigkeit entgegen. Wenn der Alzheimer-Kranke am Tag nur im Sessel gesessen und dort immer wieder ein kleines Nickerchen gehalten hat, ist er in der Nacht bestimmt wach.

Den Abend gestalten: Nicht zu früh ins Bett gehen. Den Abend mit Aktivitäten bewusst gestalten.

Tees statt Schlaftabletten: Eine Tasse Kräutertee mit Johanniskraut und Baldrianwurzel – es gibt fertige Mischungen.

Hilfen gegen Schlafstörungen: Körperliche Ursachen, die zu Schlafstörungen führen, sollten ausgeschlossen werden. Der Arzt berät in dieser Frage. Einige alternative Maßnahmen, die (ohne Schlaftabletten!) in bestimmten Fällen helfen:

- warme Socken oder ein entspannendes Fußbad vor dem Schlafengehen, wenn der Kranke unter kalten Füßen leidet;
- eine kleine Spätmahlzeit beugt der Unterzuckerung vor und damit zu frühem Erwachen;
- ein Getränk bereitstellen gegen den Durst, etwa Fruchtsaft oder Mineralwasser.
- Sinkt der Blutdruck in der Nacht zu stark ab, wird man automatisch wach – eine Tasse Bohnenkaffee am Abend kann in diesem Fall den Schlaf fördern.

Sicherheit in der Nacht: Muss der Kranke nachts zur Toilette und wird er deshalb wach, sollte man für seine Sicherheit sorgen:
- Entweder: Nachtlicht einschalten, damit er den Weg zur Toilette findet,
- oder: einen Nachtstuhl ans Bett stellen.

Diese Tipps sind als Anregungen gemeint. Wenn man den Kranken gut kennt, sollte man immer nach individuellen Lösungen suchen. Medikamente sind davon allerdings ausgenommen, es sei denn, der Arzt hat sie ausdrücklich so verordnet. Ansonsten kann man getrost ausprobieren.

Die Ursachen der so genannten Schlafumkehr sind nicht zu beheben. Es lohnt sich aber, nach Auswegen zu suchen. Dafür muss man die Gewohnheiten des Verwirrten und sein geringeres Schlafbedürfnis berücksichtigen.

Sicherheit gewährleisten: Wenn alle Versuche erfolglos bleiben, lässt sich nur noch die Wohnung sicher machen. Der verwirrte alte Mensch soll sich nicht verletzen können oder anders zu Schaden kommen, wenn er nachts wach ist und herumläuft. Daran muss man denken:
- Brandgefahr (etwa die Sicherung vom Herd herausdrehen; Streichhölzer entfernen) und Wassergefahr (Haupthahn abdrehen),
- Sturzgefahr,
- Weglaufen auf die Straße.

Gelassen bleiben: Vieles im Umgang mit diesen Fragen ist eine Sache der Einstellung. Es schadet nicht, wenn der Alzheimer-Kranke in der Nacht die Schubladen ausräumt, solange für ihn selbst keine Gefahr daraus entsteht.

Wenn »es« passiert ...

Daran kommt niemand vorbei, der die Pflege eines verwirrten alten Menschen übernimmt: Inkontinenz. Es geht um die Kontrolle der Ausscheidungsfunktionen. Das ist durchaus ein Prob-

lem, und zwar vor allem für den Betroffenen selbst, wenn er nicht mehr regulieren kann, wann er zur Toilette gehen muss.

Verschiedene Aspekte sind bereits genannt worden; zwei Fragen stehen zunächst im Vordergrund.

1. Findet der Kranke die Toilette? Falls nicht: Türen eindeutig kennzeichnen, das Licht während der Nacht brennen lassen und ihm immer wieder die Toilette zeigen.
2. Kann der verwirrte alte Mensch nicht mehr sagen, dass er zur Toilette muss? Kann er den Harndrang nicht mehr interpretieren und in entsprechende Handlung umsetzen?

Beide Antworten kann man durch Beobachtung herausfinden. Wenn sich der verwirrte alte Mensch unruhig verhält, ist häufig Harn- oder Stuhldrang die Ursache. Dann kann man ihn zur Toilette führen. Das lässt sich auch in regelmäßigen Intervallen tun, und zwar entsprechend seiner Trinkgewohnheiten und der Trinkmenge. Führt man den Betroffenen regelmäßig zur Toilette – die Fachleute nennen das Toilettentraining –, kann man allein auf diese Weise lange Zeit ohne Windeleinlagen auskommen, oder es reicht eine kleine Einlage, gleichsam »zur Sicherheit«.

Merke Fühlt sich der Kranke unsicher, dass ihm »ein Malheur« passiert, und das trotz regelmäßiger Toilettengänge?

Bequeme Kleidung und Inkontinenzwäsche geben Sicherheit. Das sind Slipeinlagen, Einlagen mit Netzhose in verschiedenen Größen oder Einmalslips mit seitlichen Klebestreifen zum Verschließen. Für unterwegs haben sich die Einmalslips bewährt wegen ihrer hohen Saugfähigkeit. Inkontinenzhilfsmittel und die entsprechende Wäsche sind im Sanitätsfachhandel zu beziehen. Dort gibt es auch weitere Informationen, welche Produkte zurzeit angeboten werden. Man kann auch bei den Krankenkassen und dem Hausarzt nachfragen. Beratung bieten ebenfalls Sozialstationen und Einrichtungen der Altenhilfe.

Eine wichtige Frage ist dabei nach wie vor, wer die Kosten für die auf Dauer doch relativ teuren Pflegemittel übernimmt. Mittlerweile ist durch eine höchstrichterliche Entscheidung geklärt, dass diese Kosten von Krankenkassen übernommen werden müssen. Der Arzt verordnet die Inkontinenzhilfsmittel und gibt eine entsprechende Begründung. Für die Übernahme der Kosten gibt es vorrangig zwei Begründungen:

1. Es liegt eine organische Erkrankung vor (z. B. eine Hauterkrankung) und die Anwendung der Inkontinenzwäsche unterstützt die Therapie.
2. Der Kranke kann durch die Verwendung von Inkontinenzwäsche wieder am öffentlichen Leben teilnehmen. Diese Begründung trifft auf Alzheimer-Kranke zu, wenn sie etwa so verwirrt sind, dass sie nicht mehr sagen können, wann sie zur Toilette müssen, oder den Drang zu spät bemerken.

Die Verordnung durch den Arzt muss ein- bis zweimal pro Jahr erneuert werden.

Eine Nachfrage bei der zuständigen Krankenkasse ist notwendig, denn diese haben jeweils Vertragspartner, mit denen sie Großhandelspreise für Inkontinenzhilfsmittel ausgehandelt haben. Wenn die Produkte von dort bezogen werden, ist die Kostenübernahme problemlos.

Allerdings ersetzt die Versorgung mit Inkontinenzwäsche das regelmäßige Toilettentraining nicht. Das sollte in jedem Fall weitergeführt werden. Dann reicht auch die von den Kassen genehmigte Menge der Wäsche aus.

Merke Hat der Kranke immer wieder Kotspuren in der Wäsche und im Bett? Ist er jetzt stuhlinkontinent?

Wenn ständig kleine Mengen Kot erkennbar sind, dann ist das eher ein Zeichen für Verstopfung. In diesem Fall ist es wichtig, eine Darmentleerung zu erreichen, entweder mit einem Abführmittel oder einem Klistier (Rücksprache mit dem Arzt über das

Mittel der Wahl!). Anschließend ist eine vorbeugende »Darmpflege« nötig, um für eine regelmäßige Verdauung zu sorgen. Tipps dazu folgen im Kapitel »Essen und Trinken«.

Merke Braucht der Kranke regelmäßig Inkontinenzwäsche?

Die Haut am Gesäß und im Intimbereich ist durch Kot und Urin besonders strapaziert. Deshalb ist eine sorgfältige Hautpflege unerlässlich, denn nur so lässt sich Hauterkrankungen vorbeugen. Zur schonenden Reinigung kann man Babyöl und Watte oder Zellstoff benutzen. Außerdem gibt es auf dem Markt so genannten Pflegeschaum. Damit werden grobe Verunreinigungen eingesprüht, sodass die Geruchsentwicklung gemindert wird und sich der Stuhl hygienisch und hautschonend entfernen lässt. Auch eine Intimtoilette, ergänzt durch eine rückfettende Hautcreme, beugt einer Geruchsentwicklung vor. Der Kranke fühlt sich wieder angenehm wohl und Hauterkrankungen können weitgehend vermieden werden.

Und noch ein Hinweis: Preisvergleiche bei Hautpflegemitteln lohnen sich.

Diese zahlreichen Tipps sind in der Praxis bewährte Anregungen. Sie lassen sich aufnehmen und weiterführen, um eigene Lösungen zu finden. Aber es geht nicht nur darum, den Alltag zu bewältigen. Verwirrte alte Menschen verfügen über Fähigkeiten, die vor allem in der Erinnerung liegen. Diese zu aktivieren und für die Gestaltung des Alltags zu nutzen, davon berichten die folgenden Kapitel.

Aus der Erinnerung leben

Die emotionalen Fähigkeiten eines Menschen nutzen

Am Anfang der Erkrankung steht Vergesslichkeit. Schleichend beginnt das Verwirrtsein. »Wo habe ich meine Brille?« Die Suche dauert lange. »Was wollte ich gerade machen? Warum bin ich in die Küche gegangen?« Oder wenn ein verwirrter alter Mensch unterwegs ist, fragt er sich: »Wie komme ich nach Hause? Wo bin ich?«

Deutlich ist auch: Der Kranke nimmt seine Vergesslichkeit sehr genau wahr. Vielleicht kann er eine Weile noch darüber hinweggehen. Er sagt lächelnd und entschuldigend: »Ich werde tüdelig. Aber was will man mehr, in meinem Alter?« Er misst der Angelegenheit wenig Bedeutung bei.

Dieses Bild übernehmen Angehörige und Bekannte. Sie entlasten sich nach dem Motto: Im Großen und Ganzen geht es ja gut. Schwieriger wird es erst, wenn die Menschen der direkten Umgebung – Kinder, Partner, Freunde – nicht so tolerant reagieren können.

Beispiel

Ärgerlich schimpft die Tochter ihre Mutter aus: »Oma, du hast ja schon wieder deine Brille verbummelt.« Und als wüsste das ihre Mutter nicht, fügt sie verstärkend hinzu: »Als wenn ich nicht schon genug zu tun hätte mit dem Haushalt und dem großen Garten!« Ihre Mutter reagiert betroffen, unsicher und verletzt. Das hat sie doch nicht so gewollt. Aber sie findet ihre Tochter auch unverschämt. »Wie redest du mit mir? So kannst du mit den Kindern reden. Ich bin deine Mutter!« Ein Streit entsteht.

Die Situation wiederholt sich. Jetzt ist nicht die Brille weg, sondern die Zahnprothese. Der Mutter ist es sehr peinlich, ohne Zähne herumlaufen zu müssen. Sie ist verzweifelt. Und in ihrer Aufregung ist sie plötzlich ganz durcheinander. Sie sucht, aber sie

sucht vergeblich. Und nun passiert es: Nach dem Motto »Angriff ist die beste Verteidigung« beschuldigt sie ihre Tochter, die Zähne weggenommen zu haben, denn sie will nicht erleben, wieder von ihrer Tochter abgekanzelt zu werden. Das erträgt sie nicht noch einmal.

Auf die Anschuldigungen reagiert die Tochter erbost. Und sie ist erschrocken. Was ist los mit ihrer Mutter? Sie war doch immer so ausgeglichen und sie war auch gesund! Wieder schimpft sie mit der Mutter. Zugleich kämpft sie mit den Tränen; sie möchte nicht zeigen, dass sie auch verletzt ist. Und sie hat Angst. Leise und laut, jedenfalls ständig schimpfend sucht sie nach den Zähnen. Derweil sitzt ihre Mutter in sich zusammengesunken auf ihrem alten Küchensofa; sie kann nichts mehr sagen. Geradezu vernichtet und klein fühlt sie sich, als ihre Tochter triumphierend die Zahnprothese im Kühlschrank entdeckt. Wie kommt die da hin? Willenlos und tief beschämt lässt sie es sich gefallen, dass ihre Tochter mit scharfen Strichen die Prothese bürstet, sie kurz auffordert, sich den Mund auszuspülen, und ihr schließlich energisch die Zähne in den Mund schiebt. Die alte Frau fühlt sich innerlich zerbrochen, ihr Kopf ist jetzt wie leer gefegt.

Sie hat in ihrem Leben nie viele Worte gemacht, sondern zugepackt. Jetzt fehlen ihr Gewandtheit und Schlagfertigkeit, um treffend zu antworten. Handeln ist sie gewohnt, nicht reden: Haushalt, die Pflege der Schwiegereltern auf dem Altenteil, die Kinder großziehen, der Kampf im Alltag nach dem frühen Tod ihres Mannes, die harte Arbeit auf dem Feld beim Bauern. Praktische Arbeit geht ihr gut von der Hand und bis vor kurzem führte sie mit ihren 85 Jahren den Haushalt allein. Das erfüllte sie mit Stolz. Tatsächlich: Eine selbstverständliche, selbstsichere Ruhe ging von ihr aus.

Diese Ruhe ist nun zerstört. Der Bruch wird bereits durch den Wechsel in der Anrede markiert; statt »Mutter« wird sie jetzt »Oma« genannt. Das ist nicht nur eine respektlose Entgleisung

ihrer Tochter, sondern es verändert schlagartig die Beziehung der beiden Frauen zueinander. Es ist wie ein Dammbruch: Die Tochter teilt durch den Ton und die Art der Zurechtweisungen mit, dass sie die Mutter nicht mehr in ihrer bisherigen Rolle akzeptiert.

Die Tochter sieht nicht mehr die Respektsperson in ihrer Mutter, sondern ein Kind, das Unsinn macht.

Die Konsequenzen sind weit reichend: Die Tochter schaut jetzt jeden Morgen nach ihrer Mutter. »Ich muss nach dem Rechten sehen. Oma kann nicht mehr allein ihren Haushalt versorgen. Sie soll sich hinsetzen und zufrieden sein, dass es ihr noch so gut geht. Die Nachbarin ist zehn Jahre jünger, dabei ganz verwirrt, und sie muss im Bett liegen. Wir können dankbar sein, dass Oma nur gelegentlich tüdelig ist. Essen bekommt Oma jetzt bei uns. Und ihren Haushalt mache ich auch. Na ja, ihre Tasse nach dem Frühstück lasse ich sie abwaschen. Ein bisschen soll sie auch noch selbst machen.«

Scheinbar behält die Tochter Recht, wenn sie sagt: »Oma kann das nicht mehr ...« Denn tatsächlich verliert ihre Mutter immer mehr die Orientierung.

Alles hat sich verändert. Früher hat sie ihre Mutter noch um Rat gefragt. Sie hatte sich an ihr orientiert. Die Art ihrer Haushaltsführung war der Mutter abgeschaut. Die Mutter war ihr Vorbild. Jetzt fragt die Tochter ihre Mutter nicht mehr um Rat, sondern die Mutter muss tun, was die Tochter will. Ein Rollentausch hat stattgefunden. Aus der selbstbewussten, ruhigen alten Frau ist eine kleine, unsichere, etwas unbeholfene Greisin geworden.

Die Veränderung lässt natürlich die Mutter selbst nicht unbeeindruckt. Sie vertraut sich ihrem Enkel an: Sie ist unglücklich. Ihr Selbstwertgefühl ist verschwunden. Die Angst, wieder etwas zu vergessen, ist sehr groß; sie leidet darunter, wenn ihre Tochter sie abkanzelt. »Deine Mutter ist jetzt oft ungehalten mit mir«, sagt sie mit klarer Orientierung. »Junge, man muss seine Mutter

in Ehren halten! Das musst du dir merken!« Das sind deutliche Worte, aber sie traut sich nicht, sie ihrer Tochter zu sagen; sie hat Angst, erneut erniedrigt zu werden.

Wenn das Selbstwertgefühl schwindet, verliert der Kranke jegliche Sicherheit im Umgang. Er antwortet mit Traurigkeit, Verzweiflung, Depression und Rückzug. Wie in dem Beispiel gezeigt, geschieht es häufig: Ab und zu vergisst der Kranke etwas oder ist verwirrt und ein Angehöriger reagiert überbesorgt, indem er verallgemeinert, als ob der Verwirrte nichts mehr allein tun könne. Unbewusst wird der Betroffene zum Kind gemacht.

Ein Teufelskreis entsteht. Verlust des Selbstwertgefühls macht unsicher, man fühlt sich hilflos. Weil man sich hilflos fühlt, traut man sich auch nichts mehr zu, man bekommt Angst. Angst verstärkt die Verwirrtheit. Verwirrtheit macht hilfsbedürftig.

Mit dem Selbstwertgefühl gehen Selbstbewusstsein und Autonomie verloren.

Dabei kennen auch Gesunde, die »mitten im Leben stehen«, vergleichbare Situationen:

Beispiele:

(1) Wenn am Arbeitsplatz Kollegen die Köpfe zusammenstecken und das Gefühl vermitteln: »Die warten nur drauf, dass ich einen Fehler mache«, dann macht man auch Fehler.

(2) Eine Frau erzählt aus ihren Kindheitstagen: »Mein Vater brauchte nur zu sagen: ›Pass auf, deine Mutter hat gerade eine saubere Tischdecke aufgelegt!‹, wenn ich Kaffee einschenken wollte, und sofort wurde ich unsicher und das Malheur war auch schon passiert. Seine Antwort klang wie ein Triumph: ›Ich hab es ja gesagt! Immer kleckerst du!‹ Dieses leichte Zittern in den Händen bin ich bis heute nicht losgeworden, obwohl ich doch nun schon seit zwanzig Jahren einen eigenen Haushalt führe. Immer wenn ich Kaffee einschenke, dann fühle ich mich wie ein kleines Kind, ganz unsicher.«

(3) Eine junge Frau meistert Beruf, Kind und Haushalt gelassen.

Nur Autofahren kann sie keinen Meter, obwohl sie einen Führerschein besitzt. »Mein Mann sagt, mir fehle der Überblick beim Autofahren. Allein habe ich mich auch noch nicht ans Steuer getraut. Wahrscheinlich hat er Recht. Wenn ich nur daran denke, dass ich fahren muss, bekomme ich fast Atemnot vor Angst. Dann fährt eben er.«

Das sind Situationen, in denen das Selbstwertgefühl geschwächt wird. Folge ist der Verlust von Autonomie. Die Personen in den Beispielen sind in der jeweils beschriebenen Situation deutlich unselbstständiger, unsicherer und hilfsbedürftiger, als es objektiv nötig wäre oder übereinstimmte mit dem Gesamtbild.

Was einen gesunden, leistungsfähigen Menschen so stark beeinträchtigen kann, dass er sich nichts mehr zutraut, das muss sich auf einen Kranken mit einer beginnenden Demenz ungleich stärker auswirken.

Dabei steht außer Frage: Der Alzheimer-Kranke bemerkt seine Schwächen. Aber ebenso nimmt er die Veränderung in der Art und Weise wahr, in der man mit ihm spricht und umgeht. Das macht das Beispiel (1) oben eindrücklich deutlich: Man kann es auf die Erlebniswelt des Kranken beziehen. Er hat keine Möglichkeit mehr, angemessen zu reagieren, sei es durch eine Auseinandersetzung, ein Gespräch, einen Streit oder durch andere Strategien, um die Situation zu analysieren und zu klären. Er begreift nicht mehr, was da abläuft. Er fühlt in erster Linie die veränderte (bedrückende) Atmosphäre und kann die Situation nicht mehr entwirren. Aus der Mücke »Ich mache manchmal einen Fehler« wird der Elefant »Immer mache ich Fehler«.

Der Alzheimer-Kranke mit wenig Selbstwertgefühl ist verwirrter als derjenige mit stabilem Selbstbewusstsein. Der Kranke ist sehr empfänglich für Signale aus seiner Umgebung, vor allem für Signale, die ihm seine Unfähigkeit spiegeln, denn seine intellektuellen Möglichkeiten nehmen zwar ab, nicht aber die Möglichkeiten gefühlsmäßiger Wahrnehmung.

Welche Hilfen gibt es nun, um das Selbstwertgefühl des Kranken zu stärken?

Es gilt, im Gespräch mit dem Betroffenen seinen eigenen Umgangston zu überprüfen. Man darf bewusst Sohn, Tochter und Partner bleiben. Das beginnt bereits bei der Anrede. In dieser Formulierung schwingt die Achtung vor der Selbstbestimmung der Mutter mit: »Mutter, möchtest du, dass ich dir helfe?« Eine Mutter könnte darauf aus ihrer Rolle als Mutter reagieren, weil die Tochter ihre Hilfe behutsam anbietet. Das klingt angemessener als die Formulierung: »Oma, was hast du da schon wieder angestellt! Lass mich das mal machen!« Hier wird die Mutter zurechtgewiesen und bevormundet. Sie spürt, dass die Art des Umgangs und der Ton unangemessen sind. Es verletzt sie, aber sie hat keine Chance zu sagen, was in ihr vorgeht. Aggressives Verhalten, kompletter Rückzug und/oder gesteigerte Verwirrtheit sind mögliche Folgen.

Als Ziele formuliert heißt das:

1. Die gefühlsmäßige Identität des Kranken wird in seiner Familienrolle bewahrt.
2. »Fehlleistungen« werden allenfalls konkret benannt und als Einzelsituationen aufgefasst, wenn etwa Dinge vergessen werden, alles durcheinander gebracht wird, Sachen versteckt werden. Angehörige sollten versuchen auf die »Kleinheit« der Einzelsituation angemessen zu reagieren. Dabei helfen altbekannte Regeln: zum Beispiel bis zehn zu zählen und dann zur Tagesordnung überzugehen, sich kräftig zu ärgern, aber nur einen Moment lang, an geeigneter Stelle den Dampf abzulassen oder auch mal etwas mit Humor zu nehmen. Dann lässt sich die ganze Sache schnell wieder vergessen und alle können zu wichtigeren Dingen des Zusammenlebens zurückfinden.

Der Grund: Erst in der Verallgemeinerung werden »Fehlleistungen« groß und wichtig. Eigentlich sind sie klein und nichtig,

wenn man bedenkt, was das Vergessen einer Brille gemessen an der Qualität der Beziehung zum Vater, zur Mutter oder zum Partner bedeutet.

Den Kranken einbeziehen: Dem Kranken etwas zuzutrauen, das hilft ihm. Ihn kann man auch wie gewohnt um Rat fragen und in Alltagsgespräche einbeziehen. Der Kranke hat durchaus etwas beizutragen. Insbesondere bei Fragen, die Werthaltungen berühren, wird er nicht selten überraschende Antworten geben, wie die Erfahrung zeigt. Denn Werte sind stark emotional verankert und die emotionalen Fähigkeiten bleiben lange erhalten. Dabei geht es wesentlich darum, dem Kranken das Gefühl zu vermitteln, gebraucht zu werden. Sein Selbstwertgefühl muss unterstützt werden. (Es gibt Einrichtungen, die die Ratgeberfunktion regelmäßig als gezieltes Gesprächsangebot in speziellen Gruppenangeboten für Demenz-Kranke einplanen.) Es gilt die Regel: Nur der Kranke ist verändert durch seine Krankheit. Die Gesunden müssen sich deshalb nicht verändern, sie können ihm ausgleichend entgegenkommen.

Selbstwertgefühl unterstützen: Betroffene verfügen oft über eine erstaunlich »gute Fassade«, wie die Fachleute das nennen. Der Kranke bewahrt sich äußerlich seine Identität, um sich sicher zu fühlen und Selbstvertrauen zu gewinnen. Das stärkt sein Selbstwertgefühl. In der Tat: Er ist weniger verwirrt, weil er sich in Teilbereichen angemessen verhalten kann. Immer dann fühlt er sich wohl. Wichtig ist es, sein Selbstwertgefühl zu unterstützen, indem er seine Fassade und Identität bewahren darf. Dadurch erhält er eine Orientierungshilfe.

Beispiel

Frau Zachert, eine Alzheimer-Patientin, wird in eine gerontopsychiatrische Klinik eingewiesen, weil sie zu Hause zu viele und unterschiedliche Medikamente bekommen hat. Sie ist eine alte Dame mit aufrechter Haltung, disziplinierter Freundlichkeit und einem zurückhaltenden Charme. Immer trägt sie eine perfekt

gepflegte Perücke. Im gut sitzenden Kostüm mit ihrer Handtasche am Arm bewegt sie sich sicher. Sie scheint sich gut zu unterhalten mit den anderen Patienten auf der Station. Sie lächelt Anteil nehmend, nickt von Zeit zu Zeit und sagt auch mal etwas. Erst bei näherem Hinhören wird deutlich, dass die Gesprächsinhalte eigentlich keinen Sinn ergeben. Aber Frau Zachert fühlt sich mit diesem Verhalten wohl; sie hat Selbstvertrauen, ihr Selbstwertgefühl ist in Ordnung.

Merke Verwirrte sind oft empfänglich für die liebevolle Fröhlichkeit von Kindern. Solche Kontakte kann man fördern und nicht etwa den Kranken von Enkeln, Urenkeln oder Nachbarskindern abschirmen.

Kleine Kinder begegnen alten Menschen unvoreingenommen. Und Verwirrte können auf sie selbstbewusst, freundlich und offen reagieren, denn sie spüren, dass die Kinder ihre Identität nicht in Frage stellen bzw. gefährden. Diese Begegnungen sind auch offen für direkte Zärtlichkeiten. Streicheln, umarmen, kuscheln, schmusen, das tun kleine Kinder gern.

Mit gezielten Fragen lässt sich die eigene Beziehung zum Kranken klären, wenn Sie sich auf die Suche nach positiven Anknüpfungspunkten begeben:

- Wodurch ist die Beziehung gekennzeichnet? Was bedeutet der Betroffene für mich?
- Worüber haben wir gemeinsam gelacht, in welchen Situationen war das?
- Was schätzt der Kranke besonders an mir? Ist es eine bestimmte Frisur, ein Lieblingsparfum, das rote Kleid etc.?

Es lassen sich oft genug Situationen wiederholen, in denen sich der verwirrte alte Mensch wohl fühlte. Entscheidendes Kriterium ist dabei das gute Gefühl für den Kranken. Es gibt ihm Sicherheit, an Bekanntes, Vertrautes anzuknüpfen. Und in diese Richtung zu denken regt die Fantasie der Angehörigen an, nach

derartigen Begebenheiten und Situationen zu suchen und sie wiederholend neu zu gestalten.

Gemeinsames wiederbeleben: Eine wichtige Hilfe ist es, auf die Suche zu gehen in den gemeinsamen Erinnerungen: Gab es gemeinsame Aktivitäten, die Sie auch jetzt noch wiederbeleben können? Damit sind Alltagsübungen und Gewohnheiten gemeint, die sich ruhig ständig wiederholen dürfen, etwa Gemüse zu putzen am Küchentisch und dabei zu plaudern; Teestunde am Nachmittag; gemeinsames Abendbrot; vertraute Feierabendatmosphäre.

Erzählen anregen: Auch Höhepunkte gemeinsamen Tuns stärken das Selbstwertgefühl des nach Orientierung suchenden Alzheimer-Kranken, etwa Bilder anzuschauen und Geschichten zu erzählen. Dabei lässt sich der Kranke auffordern: »Bitte, erzähl doch mal, wie war das damals!« Zuhören heißt dann: Den Kranken erzählen lassen, nachfragen, aber nicht korrigieren, denn auf die Wahrheit kommt es dabei nicht an, sondern darauf, vertraute Gefühle im Kranken zu wecken. Verstehen Sie es als Erfolg und freuen Sie sich einfach darüber, wenn der verwirrte alte Mensch lacht oder nachdenklich wird oder lebhaft erzählt oder seine Stimme einfach wieder eine lebendige Klangfarbe bekommt.

Musik nutzen: Gemeinsam Musizieren oder Musik hören sollten Sie fördern, wenn dies in der Familie eine Gewohnheit war. Bekannte Lieder und Melodien wecken Erinnerungen. Die Frage lautet: Welche Melodien mochte der oder die Betreffende gern? Was war damals »in«? Musik spricht die Emotionalität an, also die Fähigkeiten, die beim Alzheimer-Kranken lange erhalten bleiben. Vertraute Melodien schaffen eine vertraute Atmosphäre. Der Kranke fühlt sich immer wohl, wenn er sich in seiner Erinnerung bewegen kann.

Liebevolles beibehalten: Liebevolle Gesten sollten Sie auch weiterhin austauschen, so wie sie in der Familie üblich waren:

die Umarmung oder der Kuss auf die Wange, ein freundlicher Guten-Morgen-Gruß und vieles mehr.

Vor allem braucht der Kranke die Fortführung der ihm vertrauten Übung. Sie dient ihm als Bestätigung, dass er nach wie vor geliebt wird und dass er liebenswert ist. Dadurch bleibt sein Selbstwertgefühl erhalten, das er so nötig hat wie jeder Mensch, es aber nur unter großen Mühen erreichen kann.

Vertrautes, Liebgewonnenes, Gewohntes wiederzuentdecken, das ist ein zentraler Punkt. Er hilft gerade auch Angehörigen, die veränderte Situation zu akzeptieren. Das gilt insbesondere dann, wenn pflegende Angehörige Angst vor der Last der Pflege eines desorientierten Menschen haben, wenn man die Trauer über die Veränderungen im Wesen des Kranken nicht zulassen kann, wenn man in den Alltagsschwierigkeiten vollkommen gefangen ist.

Tatsächlich, man kann anknüpfen an Erinnerungen, an vertraute Begebenheiten und bekannte Dinge. Darin liegt auch die große Chance für die Pflege im Heim, wenn die Pflegepersonen solche wichtigen Erinnerungsstücke für den Betroffenen wiederentdecken und sich gemeinsam auf die Reise begeben, um vertraute Aktivitäten, bekannte Gerüche, beliebte Farben, schöne Melodien aus der Jugend und traditionelle Formen zu entdecken. Es ist deutlich, dass dabei alle Sinne eingesetzt werden können: Riechen, Schmecken, Sehen, Hören, Fühlen.

Beispiel

In der Therapieküche der Tagespflegeeinrichtung geht es hoch her: Die eine Frau schält Kartoffeln, wie sie es gewohnt ist, die andere schneidet Zwiebeln für einen Salat, weil sie den frischen Geruch mag, eine andere singt laut ein Volkslied aus Kindheitstagen und der alte Mann nimmt sich einen Topf, der noch vom Frühstück stehen geblieben ist, um ihn abzutrocknen.

Pflegende Angehörige müssen sich gerade mit den emotionalen Veränderungen auseinander setzen. Gefühle der Vergangenheit

für die Gegenwart zu aktivieren kann Trost, Entlastung und Freude bieten. Es ist folglich auch für sie entlastend, sich auf die schönen Aspekte ihrer Beziehung zum Kranken zu besinnen. Es geht dabei um die kleinen Alltagsdinge. Aber sie erweisen sich als wichtig. Denn jeder Tag muss immer wieder neu mit allen seinen Anforderungen gelebt werden. Wenn man nach den gemeinsamen guten Anknüpfungspunkten suchen kann, rücken die traurigen Veränderungen durch die Krankheit mit ihren Belastungen wenigstens zeitweise in den Hintergrund.

Es hilft dem alten Menschen, wenn sich so wenig wie möglich an seiner Beziehung zum Angehörigen verändert. Es gilt, ihn in seiner angestammten Familienrolle zu bestätigen. Das bringt auch den Angehörigen Entlastung.

Beispiel

Die Tochter aus dem Beispiel zu Beginn dieses Kapitels hat große Angst, dass ihre Mutter genauso »verrückt« wird wie die Mutter der Nachbarin. Sie ist darüber traurig, weil sie das Gefühl hat, nun ihre Mutter verloren zu haben. Sie merkt nicht, wie sie selbst zu diesem Gefühl des Verlustes beiträgt: Sie macht die Mutter zum Kind, damit löst sie die Identität der Mutter auf – erst jetzt ist die Mutter »verschwunden«. Denn in die Mutter-Rolle wächst man hinein und »spielt« sie in einer Familie. Das kann man aber nur so lange, wie die Familienmitglieder mitspielen. Und man kann auch aus der Rolle wieder herausgedrängt werden. Im Grunde lässt sich beobachten: Nicht die Krankheit der Mutter, genauer gesagt: ihre immer wieder auftretende Vergesslichkeit, verändert diese Familien-Spielregeln, sondern die Tochter selbst tat das, als sie ihre Mutter plötzlich bevormundete und mit »Oma« ansprach.

Die Gesunden sind es, die die Regeln des Zusammenlebens und die Qualität der Beziehungen zu einem guten Teil in der Hand haben.

Umwelt und Umgebung bewusst gestalten

Die örtliche Orientierung

»Zu Hause ist es am schönsten.« Diese Feststellung hat für den verwirrten alten Menschen eine besondere Bedeutung. Zu Hause zu sein ist seine beste Orientierungshilfe. Die Möbel, die Bilder und die Erinnerungsstücke in der Vitrine prägen die private Atmosphäre. Das vermittelt Geborgenheit und Sicherheit. Selbst der Weg zur Toilette ist vertraut und kann fast automatisch gefunden werden. Das ist eine unschätzbare Hilfe gerade dann, wenn der Toilettengang bei fortschreitender Demenz immer mehr zum Problem wird und Inkontinenz Schwierigkeiten bereitet.

Das typische Licht in den Räumen im Tagesverlauf und im Wechsel der Jahreszeiten sowie der eigene Geruch einer Wohnung sprechen die Sinne des Alzheimer-Kranken an und geben ihm Sicherheit. Die Teppiche vermitteln bei jedem Schritt ein bekanntes und vertrautes Gefühl. Das wird durch das altbekannte Geräusch der Schritte noch unterstützt.

Solche Vertrautheit ist nicht zu unterschätzen. Es handelt sich um Orientierungshilfen und sie sind gleichsam »natürlich« vorhanden, weil der Kranke in seinen vertrauten vier Wänden lebt. Das gilt natürlich nur, solange der Kranke zu Hause leben kann.

In unbekannter Umgebung – sei es in der Wohnung von Angehörigen oder im Heim – müssen Orientierungshilfen bewusst gestaltet werden. Sie haben das Ziel, sich in der Umgebung zurechtzufinden. Das heißt: Hilfen geben und vertraute Elemente wiederentdecken lassen.

Vertraute Gegenstände mitnehmen: Muss der Betroffene in ein Pflegeheim oder vorübergehend ins Krankenhaus, sollten Angehörige ihm Dinge mitgeben, die ein wenig häusliche Vertrautheit vermitteln können. Das Wiedererkennen fördern Familien-

fotos, das eigene Kopfkissen und die vertraute Wolldecke vom Sofa. Diese Gegenstände können in der Regel auch ins Krankenhaus mitgebracht werden. Sie helfen, die verwirrenden, fremden Eindrücke, die auf den Alzheimer-Kranken einstürmen, abzumildern. Im Alten- und Pflegeheim sollten (mindestens!) zusätzlich kleine Möbelstücke, ein Teppich und die eigene Lampe gestattet sein.

Kennzeichnungen vornehmen: Die eindeutige Kennzeichnung der Türen ist unbedingt notwendig, etwa durch Farben und Figuren. Symbole helfen zudem dann, wenn sie nicht zu klein sind.

Hinreichend Licht installieren: Besonders wichtig für die Nacht ist eine kleine Lampe, damit der Alzheimer-Kranke beispielsweise den Weg zur Toilette sicher findet. Der Grund: Seine Fähigkeit, Kontraste zu sehen, ist herabgesetzt. Das bedeutet, dass er ohne Licht in der dunklen Wohnung gleichsam blind wäre. Gesunde tasten sich sicher zum Lichtschalter oder durch die unbeleuchtete Wohnung. Aber der Kranke ist im Dunkeln völlig orientierungslos. Er reagiert mit Angst, die sich zur Panik steigern kann, und Angst verstärkt die Verwirrtheit. Er stößt gegen Möbel oder Türrahmen, auch Stürze sind nicht selten.

Beispiel

»Ich konnte nicht mehr ruhig schlafen«, berichtet Frau Grote über die letzten Tage, bevor ihre Mutter in die gerontopsychiatrische Klinik eingewiesen wurde. »Ständig hatte ich Angst, sie steht nachts wieder auf und fällt dann hin. Sie hat schon reichlich blaue Flecke an der Stirn, an der Hüfte und überall. Gestern Morgen, als ich in ihre Wohnung kam, fand ich sie ganz erschöpft und durchgefroren im Bad auf dem Fußboden. Bis vor die Toilette hatte sie es noch geschafft. Aber dann war sie wohl ausgerutscht. Wer weiß, wie lange sie da gelegen hat! Ich kann doch nicht jede Nacht wach bleiben, wenn Oma jetzt plötzlich auf die Toilette muss, und das zwei oder drei Mal. Ich muss ausgeschlafen sein.«

Die Befürchtungen der Angehörigen sind verständlich. Aber es gibt tatsächlich einfache Tipps, die weiterhelfen.

Vertrautheit schaffen, das ist ein entscheidendes Hilfsmittel. Dabei hat das Leben im überschaubaren Dorf und Stadtteil seine Vorteile. Das macht sich bemerkbar zum Beispiel dann, wenn sich der alte Mensch verirrt und nicht mehr nach Hause zurückfindet. Man kennt ihn. Und man weiß, wo er wohnt. Außerdem gibt es vertraute und markante Orientierungspunkte. Dazu können der Bäcker nebenan und die Kirche im Dorf dienen.

Altbekannte und vertraute Wege kann der Verwirrte zu Beginn der Erkrankung unter Umständen noch gut allein gehen. In gleichförmig angelegten Wohngebieten der Großstadt hingegen findet der Kranke sich nicht mehr zurecht. Wenn dann noch eine Durchgangsstraße das Viertel durchzieht oder zum Feierabend starker Verkehr herrscht, ist er schnell überfordert und gerät in Stress. Und noch einmal: Stress löst Angst aus und Angst steigert die Verwirrtheit.

Merke Für alle Fälle empfiehlt es sich, den Kranken mit einem Zettel auszustatten. Darauf steht die eigene Anschrift und die der Angehörigen sowie die Telefonnummern jener Menschen, die sich um ihn kümmern: Kinder, Freunde, Nachbarn, der Hausarzt oder der Pastor können beispielsweise Ansprechpartner sein. Der Zettel kann in der Brieftasche oder in einem Medaillon an der Halskette untergebracht werden.

Die zeitliche Orientierung

»Welche Jahreszeit haben wir?« Diese Frage können Kranke im fortgeschrittenen Stadium der Demenz nur noch mit einem Achselzucken beantworten. Sie wissen Jahr, Jahreszeit, Monat und Tag nicht mehr. Die Jahreszeiten geraten durcheinander und der Tag verliert seinen zeitlichen Rhythmus. Der Kranke schläft am

Tag und ist nachts wach: Schlafumkehr ist ein großes Problem; sowohl zu Hause als auch im Krankenhaus oder im Pflegeheim.

Wie kann man dem Kranken helfen, damit er sich zeitlich wieder besser orientieren kann? Die folgende Auflistung soll Anregungen geben:

Datum: Welcher Tag ist heute? Ein Abreißkalender mit großen Zahlen und mit einer Zahl pro Kalenderblatt gibt Auskunft. Er wird an gut sichtbarer Stelle aufgehängt, zum Beispiel in Sichtweite zum Lieblingsplatz des Kranken.

Uhrzeit: Wie spät ist es? Eine Uhr – ohne Verschnörkelungen – mit klaren, gut ablesbaren Ziffern und großen Zeigern, die der Kranke gut sehen kann, hilft weiter. Man kann den Betroffenen auch auf das veränderte Tageslicht, auf Dämmerung, Abendrot und Dunkelheit hinweisen.

Monat: Welchen Monat haben wir? Die Orientierung ist nicht leicht. Auf dem Kalenderblatt steht auch der Monat. Aber mit dieser abstrakten Information ist vielen nicht gedient. Hilfe bringt zusätzlich ein jahreszeitlich wechselnder Raumschmuck, der an vertraute Orientierungspunkte anknüpft. Unverwechselbare Zeichen sind typische Blumen, Herbstlaub, Tannenzweige, ein Osterstrauß, der Adventskranz und der Tannenbaum.

Rituale: Es gibt weitere Orientierungshilfen, die sich aus dem Lebenslauf des Kranken ergeben. So wurden vielleicht bestimmte Aktivitäten immer an festgelegten Wochentagen erledigt. Als Beispiel sei eine Sitte genannt: Freitags wird ein Topfkuchen gebacken für das Wochenende. Der Duft aus der Küche weckt Erinnerungen, die als Orientierungshilfe dienen, wenn man diese Gewohnheit aufgreift. Oder: Gänsebraten, den es nur zu Weihnachten gibt. Oder: Musik, die immer nur bei einer bestimmten Gelegenheit gespielt wurde. Oder: Samstag ist Badetag. Oder: Gottesdienst am Sonntag. Selbst der früher noch weit üblichere Waschtag am Dienstag mit den typischen Gerüchen aus Waschmitteln und feuchter Wärme kann Orientierungspunkt sein.

Jahrestage: Welches Jahr haben wir? Der Kranke lebt zunehmend in der Erinnerung. Er vergisst das aktuelle Jahr. Er hält die Vergangenheit – einschließlich der Menschen – für Realität. So kann es zu Verwechslungen kommen, die Angehörigen peinlich sein können oder sie verletzen: die Tochter als Mutter der betroffenen alten Dame anzureden, den Enkelsohn als Bruder. Dabei kann es eine Orientierungshilfe sein, wenn man den Kranken in der Überzeugung belässt: »Heute ist Freitag, Großmutter backt gerade für das Wochenende.« Und das, obwohl Großmutter schon seit 30 Jahren tot ist. Für den Kranken ist die objektive Wahrheit an dieser Stelle unwichtig. Er würde sie auch sofort wieder vergessen. Und eine korrigierende Wahrheitsliebe verstärkt bei dem Betroffenen die Verwirrtheit, weil er sich zurechtgewiesen fühlt wie ein Kind. Der Demenz-Kranke bleibt emotional ein erwachsener Mensch, auch wenn er in eine kindlich anmutende Hilflosigkeit zurückfällt. Entscheidend ist, dass der Kranke sich subjektiv orientieren kann und dafür bestimmte Hilfen bekommt. Eine Orientierungshilfe bieten Jahrestage und Feste: »Heute ist Ostern«, ob Ostern 1975 oder Ostern 1994 ist unerheblich. Es kommt darauf an, dass der alte Mensch sich wohl fühlt und dass er sich – weil er sich wohl fühlt – angemessen verhalten kann. Er soll den Tag genießen können in dem Gefühl, sich zurechtzufinden.

Medien: Auch Tageszeitung, Radio und Fernsehen orientieren den Kranken. Besonderheiten des Tagesgeschehens heben einen Tag im wiederkehrenden Rhythmus heraus und kennzeichnen ihn. Wer nicht mehr selbstständig lesen kann, kann hören, kann auch zuhören, wie ihm aus den Lokalnachrichten vorgelesen wird. Es kann auch beim bloßen Ritual des Zeitunglesens bleiben. Aber auch das ist ebenfalls eine Orientierungshilfe: »Morgens nach dem Frühstück lese ich immer die Zeitung.« Die Wiederholung von Gewohnheiten ist die entscheidende Hilfe, wenn es darum geht, die Verwirrtheit zu verringern. Das Erstaunliche:

Selbst Menschen mit fortgeschrittener Demenz äußern sich überraschend klar zu Fragen des Zeitgeschehens. Erfahrungen mit Alzheimer-Kranken zeigen, dass Meinungen, Einstellungen und Haltungen lange erhalten bleiben.

Die Orientierung zur Person

Die eigene Person dient verwirrten alten Menschen nicht mehr als Orientierungspunkt. Sie wissen nicht, wer sie sind, wie alt sie sind, halten sich womöglich für eine junge Frau von kaum über zwanzig Jahren. Sie wissen nicht mehr um die eigene Identität. Damit befasst sich das Kapitel »Den Alltag bewältigen«. Was dort genannt wurde, soll an dieser Stelle nur noch kurz um zwei Tipps ergänzt werden.

- Hilfreich ist ein großer Spiegel. Er dient dazu, die eigene Person in ihrer Gestalt und Wirkung bewusst wahrnehmen zu können.
- Die Orientierung unterstützen Familienfotos an der Wand, auf denen sich der Kranke im Kreise seiner Angehörigen wiedererkennen kann.

Snoezelen: Schnuppern und dösen für die Sinne

Snoezelen ist eine Wortschöpfung aus den holländischen Wörtern »snuffelen« (schnüffeln, schnuppern) und »doezelen« (dösen, schlummern). Gemeint ist damit ein Therapieangebot, das zunehmend für Demenz-Kranke entdeckt wird. In speziell eingerichteten Räumen werden in einer ruhigen und entspannten Atmosphäre die Sinne des Demenz-Kranken angeregt. Die Gestaltungselemente sind vielfältig und lassen weite Spielräume für die Fantasie der Pflegenden: ein beheiztes Wasserbett, das an eine Musikanlage angeschlossen ist, sodass sich die Musik auch über Schwingungen im Wasser verbreitet; Leuchtsäulen, in denen langsam und stetig Luftblasen aufsteigen; Lichtschnüre, die den Raum in den verschiedensten Farben in ein warmes Licht tau-

chen; Duftlampen; Kissen und Meditationsmusik. Das sind nur einige der Möglichkeiten.

Musik, Lichteffekte, leichte Vibrationen, angenehme Gerüche und wohltuende Massagen fördern ein Gefühl von Wohlbefinden, Entspannung und Sicherheit. »Gesnoezelt« wird, sobald man beim Betreten des Raumes in seine besondere Atmosphäre eintaucht. Keinerlei Inhalte stellen irgendwelche intellektuellen Anforderungen. Viel mehr werden die Gefühle unmittelbar angeregt, wenn die Sinne gleichsam gebadet werden in dem sanften Zusammenspiel verschiedener Reize. Dieses intensive Sinnen-Bad gibt dem Demenz-Kranken ein umfassendes Gefühl für sich selbst. Es ist damit eine unschätzbare Orientierungshilfe zur Person und eine glückliche Chance zur Erholung. Der Kranke kann für kurze Zeit entkommen aus einer Umgebung, die ihn oft bereits durch die alltäglichen Notwendigkeiten überfordert. Wichtig ist, dass der Demenz-Kranke nicht allein in diesen Raum geht. Eine ihm vertraute Pflegeperson sollte ihn begleiten und ihm helfen, eine entspannte Sitzposition zu finden oder sich hinzulegen. Auch die besondere menschliche Nähe und Berührungen vermitteln dem Kranken Geborgenheit und helfen ihm, anfängliche Unsicherheiten zu überwinden. Die Wirkungen des Snoezelen sind überzeugend: Der Kranke ist entspannter, weniger verwirrt und unruhig. Er kann sich besser orientieren und benötigt oftmals sogar weniger Medikamente.

Die Einrichtung eines ganzen Snoezelen-Raumes ist kostspielig und deshalb für zu Hause kaum erschwinglich. Aber es gibt immer mehr Altenpflegeeinrichtungen, die einen Snoezelen-Raum für Demenz-Kranke haben und Interessierten Snoezelen-Termine anbieten.

Merke Fragen Sie in den Einrichtungen in Ihrer Nähe nach, ob Sie mit Ihrem Demenz-Kranken zum Snoezelen kommen können.

Ist kein solches Angebot in der Nähe, dann gilt:

- Überlegen Sie, welchen Raum Sie als Rückzugsmöglichkeit behaglich herrichten können. Vielleicht das zum Gästezimmer erklärte ehemalige Kinderzimmer, denn Gäste kommen selten? Oder eine Ecke in einem Raum, der dann für eine bestimmte Zeit am Tag der Familie nicht zur Verfügung steht?
- Duftlampen und Meditationsmusik sind leicht zu besorgen oder bereits vorhanden.
- Das sanfte farbige Licht lässt sich durch den Einbau eines Dimmers und durch farbige transparente Seidentücher, die Sie über die Lampe hängen, erreichen.
- Das sanfte Schaukeln des Wasserbettes kann durch einen bequemen Schaukelstuhl ersetzt werden.
- Eine angenehme Raumtemperatur macht die dicke Jacke überflüssig, sodass das Fühl-Erlebnis so wenig wie möglich durch Kleidung eingeschränkt wird.
- Eine Nackenmassage mit einem angewärmten duftenden Massageöl wirkt wahre Entspannungswunder.

Dies sind nur Anregungen. Wenn Sie einmal angefangen haben, die segensreichen Wirkungen dieses Sinnen-Bades an Ihrem kranken Angehörigen zu erleben und als begleitende Pflegeperson selbst auch von dieser Entspannungstherapie profitieren, werden Sie sicher noch viele Ideen haben. Ihrer Fantasie sind keine Grenzen gesetzt. Alles, was gut tut und die Sinne streichelt, ist erlaubt.

Essen und Trinken – mehr als nur Nahrungsaufnahme

In die karge Tenne quillt üppiges Leben: Auf grob gezimmerten Schemeln und Bänken lassen es sich die Gäste einer Bauernhochzeit gut gehen, greifen zu Tellern und Krügen, hören der Musik zu und schwätzen miteinander. So gestaltete der Maler Pieter Brueghel d. Ä. eine Bauernhochzeit im 16. Jahrhundert.

Das Essen von damals entspricht nicht mehr dem heutigen Geschmack. Aber aus der zeitlichen Distanz lässt sich erkennen: Jede Zeit hat ihre Tischkultur. Auch in den Zeiten von Fast Food und unregelmäßigen Arbeitszeiten gibt es eine Esskultur, wenn sich etwa die Familie zur gemeinsamen Abendmahlzeit trifft oder zum Essen »beim Griechen nebenan«.

Essen und Trinken sind Grundbedürfnisse – das ist gewiss richtig. Aber neben der Befriedigung dieser Grundbedürfnisse ist gleichzeitig die Art und Weise von Bedeutung. Für viele ältere Menschen gilt der Esstisch als Treffpunkt der Familie. Die festgelegten Mahlzeiten bieten zugleich Gelegenheit für Gespräche. Eine Art Familienkonferenz am runden Tisch kann stattfinden. Und es ist schon etwas Besonderes, wenn daran ein Gast teilnimmt, sowohl für ihn als auch für die Familie. Die einladende Geste weist ihn auf die Gastfreundschaft hin.

Es schmeckt besser in Gesellschaft. Man genießt die Atmosphäre, die durch die gemütliche Umgebung – Tischdecke, Blumen und Kerzen – betont ist. Dann wird eine Mahlzeit zum Fest.

Essen und Trinken – wie das Gemälde von Pieter Brueghel es selbst in kärglicher Umgebung beweist – drücken Lebensfreude aus. »Das Essen war ein Gedicht!«, »ein Hochgenuss«, so schwelgen manche nach einer angenehmen Mahlzeit und lehnen sich behaglich zurück. Sie fühlen sich wohl und sind entspannt.

Andererseits darf es dann nicht verwundern, wenn das Fehlen von Appetit wie eine Krankheit behandelt wird und letztlich Menschen zum Arzt bringt. »Das ist mir auf den Magen geschlagen«, sagen manche, wenn sie eine belastende Nachricht hören. »Jetzt kann ich nichts essen«, heißt es, wenn man gestresst ist oder sich nicht wohl fühlt.

Dies sind nur Schlaglichter. Sie sollen beleuchten, welche Bedeutung Essen und Trinken tatsächlich haben. Der Alzheimer-Kranke vergisst mit fortschreitender Demenz, ob er gerade etwas gegessen hat, und irgendwann weiß er nicht mehr, wie man Messer und Gabel benutzt. Dennoch – und das ist wichtig – können Mahlzeiten für ihn an altbekannte Abläufe anknüpfen. Vertraute Sitten, die ihm selbst wichtig waren, bieten den Hintergrund für ein ebenso vertrautes Empfinden von Wohnlichkeit, familiärer Zusammengehörigkeit und Heimat. Diese Gewissheit – auch wenn die äußeren Abläufe schnell wieder vergessen sind – gibt ihm Sicherheit im täglichen Umgang und dies kann deshalb eine entscheidende Hilfe für sein Wohlbefinden sein.

Mahlzeiten gliedern den Tag in unterschiedliche Abschnitte, die dadurch ihr je eigenes Gewicht erhalten. Jede Tageszeit hat »ihre« Mahlzeit: Frühstück mit Marmelade und Ei, Mittagessen mit Kartoffeln und Gemüse oder Abendbrot mit Wurst und Käse. Für den Kranken bedeuten die Mahlzeiten eine Unterbrechung, er kann sich in der Tageszeit orientieren, der Tag erhält eine Struktur.

Individuelle Lebensgewohnheiten des Betroffenen sollten in die Esskultur einfließen können. Das Glas Obstsaft am Morgen bis zu den Bratkartoffeln am Abend knüpfen für den alten Menschen vielleicht an Gewohntes an und sind ihm Hilfe bei der Orientierung durch den Tag. In dieser Hinsicht kennen Angehörige den Kranken oft gut genug, um diese Art Orientierungshilfe zu geben.

Merke Wichtig ist dabei: so wenig wie möglich in den Gewohnheiten der Familie bzw. des Kranken ändern. Allerdings mit einer Einschränkung: Diese Regel gilt nur dann, wenn die Mahlzeiten früher üblicherweise in entspannter Atmosphäre eingenommen wurden und wenn das jetzt noch so ist. Anders ist es, wenn Mahlzeiten in Form eines häuslichen Fast Food in hektischer Betriebsamkeit ablaufen, wenn statt des Frühstücks am Tisch das Brötchen im Stehen gegessen wird oder wenn sich jedes Familienmitglied irgendetwas irgendwann aus dem Kühlschrank holt. Eine solche Atmosphäre würde den Kranken nur zusätzlich verwirren. Deshalb müssen Pflegende für ruhige und regelmäßige Mahlzeiten sorgen, zumindest für den Demenz-Kranken.

In *Gemeinschaft* essen, das bietet den »vollen Genuss«! Wer kennt das nicht: Eine Mahlzeit für sich alleine eingenommen ist nur ein halber Genuss. Es fehlt die anregende Unterhaltung, selbst wenn man sich nur über Alltagsfragen austauscht.

Entsprechend lässt sich beobachten: Auch der Alzheimer-Kranke fühlt sich bei Mahlzeiten in vertrauter Gemeinschaft wohler, als wenn er allein essen muss. Man sollte ihn nicht aus der Tischgemeinschaft ausschließen, auch dann nicht, wenn das Essen für den Betroffenen zum Problem wird, weil er nicht mehr selbstständig Messer und Gabel benutzen bzw. Teller und Brettchen richtig einordnen kann und deshalb vermehrt Hilfe benötigt. Gerade dann braucht er die gewohnte Atmosphäre und nur in ihr fühlt er sich geborgen. Das stützt sein Selbstwertgefühl, sodass sich die zusätzliche Verwirrtheit verringert. Essen macht Spaß, wenn man sich wohl fühlt.

Das *Auge* isst mit! Ist eine Mahlzeit ansprechend angerichtet und der Tisch schön gedeckt mit dem Geschirr, das der Kranke

so gut kennt, dann ist das einmal mehr appetitanregend – und es ist zusätzlich eine Orientierungshilfe.

Mit *Würze* genießen! Im Alter nimmt die Fähigkeit, zu schmecken, ab. Der Geschmack wird dem alten Menschen nur bei gut gewürzten Speisen erkennbar. Salzarme Kost – sonst eher zu empfehlen – ist nur dann angezeigt, wenn eine entsprechende Erkrankung, etwa Bluthochdruck oder eine Nierenkrankheit, vorliegt.

Die Tipps für die Zubereitung von Mahlzeiten, die auch alten Menschen schmecken, gelten für die gesamte Familie: Mit frischen Kräutern würzen, Zwiebeln in ihrer großen Palette von der Schalotte bis zur roten Zwiebel verwenden; es darf auch mal Knoblauch sein; außerdem gibt es Sojasauce, Fonds, Senf, Essig und vor allen Dingen frisch gemahlenen Pfeffer. Auf Pfeffer kommt es an, denn er hebt den Eigengeschmack der Nahrungsmittel, während Salz ihn eher zudeckt.

Den guten *Duft* nutzen! Gewürze geben den Nahrungsmitteln einen guten Geschmack und sie duften gut. Kochdünste und der Duft frischer Kräuter vermitteln dem Kranken – wie dem Gesunden – nachhaltige Sinneseindrücke.

Die Erinnerung aus Kindheitstagen steigt auf, wenn die viel versprechenden Düfte aus der Küche locken – erst dann etwa nehmen ins Spiel vertiefte Kinder ihren Hunger wahr. »Mir läuft das Wasser im Mund zusammen!«, heißt es, und voller Vorfreude wartet man auf das Essen.

Gerüche wecken Erinnerungen, die Nase ist ein wichtiges Sinnesorgan. Geruch und Geschmack gehören zusammen. Wer das fantasievoll und abwechslungsreich auf dem Speisezettel berücksichtigt, erschließt dem Kranken intensive Sinneseindrücke. Dadurch gelingt es, seine immer kleiner werdende Welt für ihn so erlebnisreich wie möglich zu machen. Es geht um Lebensfreude – diese zu vermitteln, ist das Ziel!

Essen ist eine Lust – passierte oder nicht passierte Kost?

Eine Mahlzeit zu genießen bietet ein entscheidendes Stück Lebensfreude. Raffiniert gewürzt, das freut den Gaumen; schön angerichtet, das Auge.

Hat der alte Mensch noch immer keinen Appetit, liegt es möglicherweise an den Zähnen. Zahnprobleme sind sehr häufig, fast ebenso häufig ist die »Lösung«, passierte Kost anzubieten oder Weißbrot ohne Rinde sowie Milchsuppen. Solche Mahlzeiten sehen wenig anregend aus. Wen wundert es dann, wenn der Alzheimer-Kranke nicht mit Appetit genüsslich essen mag?

Es ist eben so: Menschen schmecken erst, wenn sie jeden Bissen kauen dürfen. Astronautenkost im Weltraum, aus der Tube in den Mund gedrückt, ist nun wirklich nicht jedermanns Sache auf der Erde. Essen wird erst durch das Kauen wirklich zum Genuss. Wer nur schlucken darf, dem bleibt kaum Zeit für die Sinnesfreude des Schmeckens. Ihm wird das Essen ein flüchtiges, eher fades Erlebnis.

Gerade in der Betreuung von Alzheimer-Kranken geht es darum, möglichst viele Sinneswahrnehmungen zu ermöglichen, denn die Anregungen der Sinne helfen ihm, sich stark und positiv zu erleben, trotz seiner Grenzen.

Zwischenmahlzeiten würzen den Tag! Diese Sitte hat sich bewährt. Kleine Zwischenmahlzeiten – zusätzlich zu den drei Hauptmahlzeiten – haben sich für alte Menschen als günstig erwiesen: Joghurt, Obst, ein Glas Milch oder Saft zum Beispiel. Eine leichte Spätmahlzeit vor dem Schlafengehen verhindert, dass der Blutzuckerspiegel in der Nacht zu sehr absinkt. Immerhin bewirkt eine Unterzuckerung, dass der Betroffene frühzeitig aufwacht, und der Kranke reagiert mit Unruhe und Verwirrtheitszuständen.

Aus all den vorangegangenen Überlegungen folgt: Die Zahnprothese muss gut sitzen! Schlecht sitzende Zahnprothesen verursachen Druckstellen und führen zu schmerzhaften Entzündungen. Der Kranke möchte diese Schmerzen vermeiden und benutzt die Zähne nicht mehr. Oder die Prothese haftet schlecht. Haftpulver oder Haftcreme können helfen.

Alles eigene Experimentieren stößt schnell an Grenzen. Die beste Hilfe bringt deshalb ein Besuch beim Zahnarzt. Der Versuch sollte in jedem Falle unternommen werden, auch wenn der Kranke schon in einem fortgeschrittenen Stadium der Demenz ist. Denn Schmerzen im Mund irritieren ihn auf Dauer mehr als ein womöglich verwirrender Besuch beim Zahnarzt, den er vermutlich schnell wieder vergessen hat.

Wichtig ist, dass der Zahnarztbesuch gut geplant und vorbereitet wird:

- Besprechen Sie mit dem Zahnarzt die besondere Situation Ihres Angehörigen auf Grund seiner Demenz, denn die Situation wird Angst auslösen und den Kranken verwirren.
- Legen Sie den Termin so, dass Ihr Angehöriger der letzte Patient am Vormittag ist. Dann haben alle genügend Zeit, um die Situation für und mit dem Kranken möglichst stressarm zu gestalten.
- Der Termin sollte unbedingt am Vormittag liegen, da der Kranke am Abend müde ist vom Tag. Die Beobachtung ist häufig, dass Demenz-Kranke gegen Abend verwirrter werden.

Merke Nahrung »prothesenfreundlich« auswählen!

Daran denkt kaum ein junger Mensch: Zahnprothesen haben ihre Tücken. Kleine Körner der Erdbeermarmelade, Nussstücke oder Corn-Flakes-Reste setzen sich mit Vorliebe unter der Zahnprothese fest und verursachen schmerzhafte Druckstellen. Sofortige Reinigung ist nötig, aber es kommt auch auf die Auswahl

der Nahrungsmittel an: Gelees und Kirschmarmelade sind beliebter als Erdbeerkonfitüre und Himbeermarmelade. Die Mundpflege nach jeder Mahlzeit hilft, unangenehme Druckstellen zu vermeiden. Der Kranke sollte Gelegenheit haben, Prothese und Mund zu spülen. Es genügt klares Wasser.

Klares Wasser hilft auch bei der gründlichen Mundpflege morgens und abends, wenn ein Betroffener den Mund nicht mehr spülen kann, weil die Krankheit so weit fortgeschritten ist. Sollte der Verwirrte statt zu gurgeln das Wasser trinken, sind keine negativen Folgen zu befürchten.

Schmerzen und unangenehmes Fremdkörpergefühl im Mund stören nicht nur den Appetit, sie lösen auch Unruhezustände aus und steigern die Verwirrtheit. Unwillkürlich beseitigen die Kranken die störende Ursache, und das heißt häufig: Sie nehmen die Zähne heraus, wickeln sie in Tücher ein oder verstecken sie – vielleicht, um sie sicher zu verwahren.

Eine gut sitzende und gepflegte Prothese empfindet der Verwirrte nicht als störend. Sie bleibt im Mund.

Unter schlecht gepflegten Zahnprothesen bildet sich leicht eine Infektion mit Soorpilzen. Deshalb: Infektionen vermeiden. Man erkennt sie an weißen Belägen auf der Schleimhaut. Diese Pilzinfektion muss unbedingt medizinisch behandelt werden, da der Pilz sonst weiterwächst, im schlimmsten Fall bis in die Lunge, wo eine Lungenentzündung ausgelöst wird. Konsequente Mundhygiene ist eine sichere Vorbeugung gegen Infektionen der Mundhöhle.

Behutsamkeit ist bei Berührungen im Mundbereich gefragt!

Berührungen im Mundbereich werden als intime Berührungen erlebt. Vor allem verwirrte alte Menschen, die nicht mehr selbst ihre Zahnprothese pflegen können, wehren sich nicht selten energisch gegen Versuche der Pflegeperson, die Zähne herauszunehmen.

In diesem Fall muss man behutsam, mit sanftem (!) Druck ei-

ner Hand die Wangen leicht nach innen drücken, um dem Kranken anzudeuten, was er tun soll, d. h.: Man muss die Bewegung vorgeben. Der Handteller liegt dabei auf dem Kinn und drückt es sanft nach unten, damit der Kranke weiß, dass er den Mund öffnen soll. Mit dem Daumen der anderen Hand fasst man dann schnell hinter die obere Zahnreihe und mit dem Zeigefinger lockert man vorne die obere Gaumenplatte. Sobald Luft zwischen Gaumenplatte und Zahnprothese gelangt ist, lässt sie sich herausnehmen.

Merke Zahnprothesen sind zerbrechlich. Sicherheitshalber sollte die Prothese immer über einem mit Wasser gefüllten Waschbecken herausgenommen werden oder man legt ein Frotteehandtuch ins Waschbecken, damit die Prothese nicht zerbricht, falls sie aus der Hand fällt.

Gute Zähne und eine gesunde Mundschleimhaut sind für jeden Menschen notwendig, denn sie schaffen die Voraussetzungen dafür, dass eine gesunde Mischkost gegessen werden kann. Eine einseitige Ernährung führt auf Dauer leicht zu Vitaminmangel. Sie erkennt man zum Beispiel an einer sehr trockenen Haut, an Entzündungen der Schleimhäute, besonders im Mund, an geschwächter Abwehrkraft und an depressiven Verstimmungen.

Merke Zwei Liter Flüssigkeit pro Tag sind nötig.

Normalerweise enthält eine gesunde Mischkost eine ausreichende Menge an Ballaststoffen. Diese Ballaststoffe – in Obst, Gemüse oder Schwarzbrot – füllen den Darm und sorgen für eine regelmäßige Verdauung.

Wichtig ist aber, gleichzeitig ausreichend zu trinken. Zwei Liter Flüssigkeit am Tag sind nötig, damit der Stoffwechsel in Gang bleibt, die Niere die Endprodukte des Stoffwechsels ausscheiden kann und der Stuhl weich bleibt. In der Tat, Verstopfung ist

quälend und die Folgen für den Alzheimer-Kranken sind: Das körperliche Unbehagen löst Unruhezustände aus und steigert die Verwirrtheit.

Vorbeugen ist besser als Nachsorgen!

Es gilt, einer Verstopfung vorzubeugen. Dazu sollte der tägliche Speiseplan folgende Nahrungsmittel enthalten:

- Gemüse, wenn möglich auch als Rohkostsalate, denn es enthält Ballaststoffe, wichtige Spurenelemente und Vitamine;
- Joghurt – bei einer Neigung zur Verstopfung kann man dem Joghurt Weizenkleie oder Leinsamenschrot und etwas Obst zugeben;
- Milchzucker, etwa in den Joghurt gerührt, hat eine leicht abführende Wirkung und unterstützt die »Darmpflege«;
- eingeweichte Backpflaumen am Morgen;
- Sauerkrautsaft.

Außerdem sollten Sie für ausreichende Bewegung sorgen: Spazierengehen, Gymnastik, leichte Gartenarbeit. Das alles regt Körper und Geist an! Und noch einmal, weil es so wichtig ist: zwei Liter Flüssigkeit pro Tag.

Dies alles sind nur Anregungen.

Es gibt unzählige Rituale. Und sie sind auch hilfreich. Mancher alte Mensch schwört auf sein Gläschen Pepsinwein oder hat andere bewährte Rezepte wie das Glas mit lauwarmem Wasser auf nüchternen Magen getrunken und anschließend der ungestörte Rückzug auf das stille Örtchen. Solche bewährten Gewohnheiten sollten beibehalten werden, denn der gewohnte Rhythmus bedeutet mehr als nur das bekannte Ritual, um einer Verstopfung vorzubeugen: Es ist zugleich eine wichtige Orientierungshilfe im Alltag, die es zu erhalten gilt.

Im Falle eines Falles, wenn Verstopfung droht:

Hat der Alzheimer-Kranke eine Verstopfung (d. h. drei Tage keinen Stuhlgang), führt kein Weg an Abführmitteln vorbei. Diese müssen allerdings mit Sorgfalt ausgewählt und mit Bedacht

dosiert werden. Gut ist es, den Hausarzt zu konsultieren, zumindest telefonisch.

Die Palette an Abführmitteln ist riesig. Deshalb kommt es auf die Auswahl an. Der Hinweis der Hersteller »rein pflanzlich« ist kein Merkmal dafür, dass ein Mittel unbedenklich oder gar harmlos ist. Viele dieser Mittel sorgen für eine durchfallartige, dünnflüssige Darmentleerung ca. fünf bis acht Stunden nach der Einnahme. Doch der Erfolg ist trügerisch, denn neuerliche Risiken entstehen, weil dem Körper über den Darm viel Wasser entzogen wird.

Das Wasser wird gebraucht, um die Konsistenz des Stuhls weich zu halten. Gleichzeitig gehen Elektrolyte, also Salze, verloren, insbesondere Kalium. Und Kalium regt die Darmbewegungen an, durch die der Darminhalt weiterbefördert wird. Die Folge ist: Wasserverlust und Kaliumverlust begünstigen nach dieser forcierten Darmentleerung durch Abführmittel die nächste Verstopfung. Ein Teufelskreis beginnt, der letztlich auch die Verwirrtheit steigert.

Eine gefährliche Folge des Kaliumverlustes durch Abführmittel muss an dieser Stelle erwähnt werden: Kaliummangel steigert die Empfindlichkeit des Herzens für bestimmte Herz-Medikamente, die Herzgycoside. Das sind die – etwa aus der Fingerhutpflanze hergestellten – Digitalispräparate, wie sie viele alte Menschen bekommen (Handelsnamen etwa *Novodigal*, *Lanitop*). Grund ist eine Herzleistungsschwäche. Die Schwierigkeit dieser Präparate liegt in der Dosierung. Schon bei normaler Dosierung können Patienten eine Digitalisvergiftung bekommen, wenn sie zu wenig trinken. Ungleich höher ist das Risiko bei Wasserverlust bzw. Kaliumverlust.

Deshalb sollten, lassen sich Abführmittel nicht vermeiden, Quellmittel (z. B. *Agiolax*) oder Gleitmittel *(Bifiteral)* genommen werden. Aber auch bei diesen Abführmitteln ist es wichtig, dass der Kranke viel trinkt. Quellmittel binden viel Wasser. Wird

nicht genügend Flüssigkeit angeboten, dann bewirken diese Abführmittel das Gegenteil ihres erwünschten Effektes: eine ernste Verstopfung.

Problemfeld: Nahrungsverweigerung

Auch das gehört dazu: Ein Problem im Zusammenhang mit Essen und Trinken ist die Nahrungsverweigerung. Wenn alte Menschen nicht essen wollen oder können, muss man auch an körperliche Ursachen denken. Sind sie von einem Arzt ausgeschlossen worden, dann kann eine psychische Ursache in Frage kommen. Der Kranke drückt seine innere Verzweiflung aus.

Wenn er sich zunehmend schlechter zurechtfindet, die Bedeutung der Worte vergisst, sich nicht mehr mitteilen kann, dann reagiert er – nachvollziehbar für jeden – mit großer Verzweiflung und Traurigkeit bis hin zu Depressionen. Er spürt, dass er den Verstand verliert, weil seine emotionale Empfindungsfähigkeit erhalten ist. Er verliert jegliche Lebensfreude. Der Wunsch zu sterben wird immer wieder geäußert – auch von Verwirrten in fortgeschrittenem Stadium der Erkrankung.

In diesem Zusammenhang kann Nahrungsverweigerung eine Botschaft an die Menschen in der Umgebung sein. Der Kranke sucht nach Hilfe und nach Helfern. Dann benötigt er besonders viel Zuwendung, nicht aber Zwang und Druck!

In diesem Fall sollten sich Angehörige Hilfe holen, und zwar durch fachkundige Beratung. Beratungsgespräche bieten Selbsthilfegruppen, Psychologen bei gerontopsychiatrischen Beratungszentren und – gelegentlich – Altenpflegerinnen in Altenpflegeeinrichtungen. Anlaufstellen sind im Kapitel »Nicht allein stehen« aufgelistet.

Abschließend zum Thema »Essen und Trinken« die wesentlichen Aspekte im Überblick:

- Hat der Kranke keinen Appetit? Die Ursachen müssen ergründet werden.

- Schmeckt es ihm nicht, weil das Essen zu wenig gewürzt ist? Dann helfen frische Kräuter, Zwiebeln, Pfeffer usw.
- Ist der Kranke traurig, geht es ihm einfach insgesamt nicht gut? Appetitlosigkeit ist ein unspezifisches Symptom vieler Erkrankungen.
- Leidet der Kranke unter Verstopfung? Fühlt er sich deshalb körperlich unbehaglich, dann kann er keinen Appetit entwickeln. Verwirrtheitszustände sind eine mögliche Folge.
- Zwei Liter Flüssigkeit am Tag, Bewegung und Ballaststoffe in der Nahrung sind die beste Vorbeugung gegen eine Verstopfung.
- Lebensgewohnheiten und Vorlieben des Kranken sollten bei der Auswahl der Speisen berücksichtigt werden. Das dient als Orientierungshilfe und vermittelt Wohlbehagen.
- Regelmäßige Mahlzeiten gliedern den Tag. Der Kranke braucht einen festen Lebensrhythmus als Orientierungshilfe.
- Wacht der Kranke immer frühzeitig auf in der Nacht und ist dann besonders verwirrt? Eine Unterzuckerung kann die Ursache sein. Eine Spätmahlzeit bietet Hilfe.
- Wacht der Kranke frühzeitig auf, weil der Blutdruck zu stark sinkt? Das kann eine Tasse Bohnenkaffee vor dem Schlafengehen verhindern.
- Holen Sie sich rechtzeitig fachliche Beratung und Hilfe!

Die Toleranz pflegender Angehöriger

Beispiel

Es ist schon eine regelmäßige Übung für Herrn Geyer: Jeden Morgen um halb neun kommt der Bus der nahen Tagespflegeeinrichtung vor das Haus gefahren und holt seine Frau ab. »Sie fühlt sich wohl dort und nachmittags kommt sie ausgeglichen nach Hause zurück.«

Wenn die Altenpflegerin an der Tür des kleinen Vorstadthauses klingelt, hat Herr Geyer bereits eine Menge getan. Er hat seine Frau geweckt und ihr zurückhaltend beim Waschen und Ankleiden geholfen. »Ich musste eine Menge lernen, denn meine Frau kann vieles selbstständig machen. Beim Anziehen beispielsweise: Wenn ich ihr die Sachen säuberlich der Reihe nach von oben nach unten auf einen Stuhl lege, dann kann sie sich weitgehend selbst anziehen. Und das macht sie zufrieden.«

Tagsüber hat er dann Zeit, Besorgungen zu machen, das Haus in Ordnung zu halten, mit den Kindern zu telefonieren und im Garten – seine neu entdeckte Leidenschaft – zu arbeiten. Kommt seine Frau abends nach Hause, kann er sich ihr widmen. Das ist allerdings auch nötig, denn Frau Geyer, die körperlich sehr leistungsfähig ist, irrt dann im Haus umher und redet unzusammenhängende Worte und Satzfetzen. »Mittlerweile kann ich auch daraus entnehmen, ob es meiner Frau gut geht oder ob sie Schwierigkeiten hat.« Ihr Tonfall lässt erkennen, wie sie sich fühlt.

»Wenn das Wetter es zulässt, machen wir noch einen kleinen Spaziergang im nahen Stadtpark.« Das tut beiden gut, wenn er sie einhakt und langsamen Schrittes die gewohnte Runde dreht.

»Allein würde meine Frau nicht mehr nach Hause zurückfinden.« Und das, obwohl sie beide bereits seit dreißig Jahren hier leben.

Herr Geyer hat sich auf die Fürsorge für seine Frau eingelassen.

Ihm ist bewusst, dass die Krankheit den Tagesrhythmus, ja sogar die Regeln des Zusammenlebens bestimmt.

Das ist freilich für das Ehepaar Geyer erst möglich geworden, als sie auf das Angebot der Tagespflege eingegangen sind. Dort fühlt sich Frau Geyer wohl und sie erfährt tagsüber Betreuung und Förderung, die bei ihren Fähigkeiten und Erfahrungen als Hausfrau und Mutter anknüpfen.

Auch für Herrn Geyer gilt: Die Pflege und Betreuung eines verwirrten Menschen können dauerhaft nur leistbar sein, wenn er genügend Zeit hat und immer wieder mit Abstand und gemeinsam mit anderen Probleme bespricht. Dann tauchen Fragen wie diese auf:

- Wie ist die Situation im Moment?
- Was hat sich verändert?
- Was kann ich bzw. was können wir verändern?

Es lassen sich Linien der Veränderung erkennen. Für den Ehepartner heißt das: Er ist jetzt allein verantwortlich für den Partner und für die Gestaltung dieser Partnerschaft. Er muss allerdings auch für die Alltagsdinge sorgen – vom Aufstehen über die Mahlzeiten bis zum Zubettgehen. Hat noch vor wenigen Jahren die Ehefrau den Haushalt versorgt und gekocht oder hat der Ehemann alle Behördenkontakte übernommen, so ändert sich das jetzt. Oder die Situation der pflegenden Kinder: Vater und Mutter sind auf einmal nicht mehr die »lebenserfahrenen« Ansprechpartner der Kinder, mit denen sie sich über die eigenen Probleme unterhalten oder sich Rat holen konnten. Die Kinder sind nun vielmehr in der Situation, Entscheidungen für ihre Eltern treffen zu müssen.

Die Rollen innerhalb der Familie verändern sich, es beginnt ein neues Verhältnis, das die Familienmitglieder miteinander eingehen. Dem Betroffenen ist diese Veränderung nicht bewusst. Er kann die Vorgänge nicht mehr nachvollziehen. Aber auch pflegende Angehörige merken die langsamen Veränderungen

häufig nicht oder spät, und sie können auch oft nur schwer nachvollziehen, dass die Realität des Kranken eine ganz eigene geworden ist, eine Realität, die mit der der Gesunden nicht übereinstimmt. Seine Welt ist eine andere geworden. Welche das ist, ist sehr unterschiedlich. Es gibt keine festen Regeln, nach denen sich das Zusammenleben im Alltag bestimmt. Das alles kann nur in kleinen Schritten und je individuell nachvollzogen werden.

Es gilt, sich einzulassen auf diese »eigene Welt« des Erkrankten, dieser »eigentümlichen Realität« nachzuspüren, die Regeln durch Kombination zu erkennen und in aktives Handeln umzusetzen. Welche allgemeinen Linien sich erkennen lassen, dass zum Beispiel die Kindheit oder die weiter zurückliegende Vergangenheit eine entscheidende Rolle spielt, dass früher ausgeübte Tätigkeiten und Rollen in Familie und Beruf wichtig bleiben, das ist in den vorangegangenen Kapiteln bereits geschildert worden. Daran lässt sich anknüpfen.

Die Regeln des Zusammenlebens bestimmen sich vor allem nach dem Grad der Erkrankung, nach dem augenblicklichen Bild der Krankheit, welche Fähigkeiten vorhanden sind und welche verloren gegangen sind. Damit ändert sich auch die Betreuungssituation, da sie immer nur eine Reaktion auf die momentane Situation des Erkrankten sein kann. Die Krankheit schreitet weiter fort, und was gestern noch leistbar war für den Kranken, ist heute vielleicht nur noch eingeschränkt zu leisten und morgen gar nicht mehr.

Beispiel

Frau Tegtmeier lebt nach dem Tod des Ehemanns allein im Haus. Täglich von 7 bis 14 Uhr hat sie in ihrem Sohn einen Ansprechpartner, da er in einer dem Haus angeschlossenen Werkstatt arbeitet. Frau Tegtmeier führt ihren Haushalt selbstständig, kauft die Zutaten für das Essen ein, bereitet alles für sich und die Familie ihres Sohnes zu und mittags treffen sich alle in ihrem Haus zum Essen. Eines Tages vergisst Frau Tegtmeier beim

Einkaufen einige Zutaten. Sie sei, wie sie selbst sagt, auch sonst vergesslicher geworden, und so überlegt die Familie gemeinsam mit ihr, was zu tun ist.
Eine praktikable Lösung ist schnell gefunden: Man einigt sich darauf, dass jeweils ein anderes Familienmitglied die Zutaten besorgt und ihr alles hinstellt. Frau Tegtmeier ist nun in der Lage, weiterhin die Mahlzeiten zuzubereiten. Eines Tages aber vergisst sie, den Herd anzustellen, und als alle beim Essen zugreifen wollen, steht nur Kaltes auf dem Tisch. Wieder ist der Familienrat gefragt. Man legt fest: Die Schwiegertochter kommt nun täglich früher und bringt das Essen mit oder sie bereitet es gemeinsam mit Frau Tegtmeier vor.
Gleichzeitig beginnt man im Familienkreis zu überlegen: Wird unsere Mutter auch weiterhin im Haus allein leben können? Müssen wir Alternativen ins Auge fassen? Müssen wir öfter und länger bei ihr sein?
Es dauert nicht lange. Noch während dieser Phase des Abwägens passiert etwas Einschneidendes: Frau Tegtmeier wird nachts von Nachbarn auf der Straße angetroffen; sie findet nicht mehr allein nach Hause zurück.
Wieder ist eine neue Situation entstanden. Nun ist für die Familie der Zeitpunkt gekommen, das zu tun, was schon länger geplant war: in das Haus der Mutter einzuziehen. Damit ist zunächst ein Problem gelöst. Die Familie muss nicht ständig in der Angst leben, ihrer allein lebenden Mutter könne etwas zustoßen. Denn es ist immer jemand da und nachts werden Haus- und Kellertür abgeschlossen.

Alltagsregeln überprüfen

Beispiel

In der Familie Tegtmeier bahnt sich die nächste Schwierigkeit an: Frau Tegtmeier und ihre Schwiegertochter müssen in der Haushaltsführung miteinander auskommen. Das ist nicht einfach und

zudem ist es ja Frau Tegtmeiers Haushalt; so schnell will sie ihre Schwiegertochter nicht »regieren« lassen. Diese versteht es aber, ihre Schwiegermutter in alle Tätigkeiten sinnvoll einzubeziehen: Bügeln, Wäschelegen etc. Mühsam ist dies häufig für die junge Frau, denn sie sieht, dass sie ihre Erwartungen verändern muss. Die Hausarbeit muss schnell gehen und »perfekt« sein. Gerade sie möchte doch alles besonders sauber und ordentlich haben.
Sehr viel Geduld und Toleranz muss sie aufbringen. Es kostet sie täglich einen inneren Kampf, die Schwiegermutter zu akzeptieren, die immer weniger in der Lage ist das Geschirr an seinen Platz zu räumen. Sie muss in sich selbst das Gefühl unterdrücken: Ich muss alles wieder in Ordnung bringen.
Die täglichen Auseinandersetzungen sind vorprogrammiert. Bis eines Tages die Enkeltochter sagt: »Müsst ihr euch denn ständig streiten! Es ist doch völlig egal, ob die Gläser nun oben oder unten im Schrank stehen! Hauptsache, Oma hat was zu tun!«

Damit ist das Eis gebrochen. Die Enkeltochter hat einen ganz wesentlichen Punkt angesprochen: Es geht darum, für die Großmutter eine Beschäftigung zu finden, die ihren Fähigkeiten angepasst ist. Je angemessener dies gelingt und je genauer man auf die Fähigkeiten eingeht, die der verwirrte Mensch noch entwickeln kann, desto zufriedener wird er sein und desto mehr Aufmerksamkeit wird er seiner Beschäftigung schenken.

Dieses Vorgehen schafft für die Betreuungsperson ein großes Maß an Entlastung: »fünfe gerade sein lassen zu dürfen und zu können.« Dann muss nicht alles perfekt sein und man muss den Verwirrten nicht dauernd in seinem Tun verbessern und kritisieren. Denn das verunsichert ihn und lässt schnell Streitigkeiten aufkommen, die ihn weiter frustrieren und die Verwirrtheit steigern.

Doch noch eines lässt sich an diesem Beispiel zeigen: Die Ansprüche an Ordnung und Perfektion innerhalb eines Haushalts müssen diskutiert und überprüft werden, und zwar von allen

Beteiligten. Die junge Frau Tegtmeier kann auf diese Weise sich und der Schwiegermutter viele Reibereien ersparen. Sie kann ihre Vorstellungen von einem »perfekten« Haushalt überprüfen, die geheimen Regeln verändern und manchmal auch über ein paar »Ungereimtheiten« hinwegsehen.

Aktivierung bekannter Fähigkeiten

Ein entscheidendes Hilfsmittel bei der Suche nach Anknüpfungspunkten und Beschäftigungsmöglichkeiten ist es geworden, sich mit der Biografie des Kranken auseinander zu setzen. Dazu sind Fragen hilfreich wie:

- Welchem Beruf ist er nachgegangen?
- Welche Hobbys hatte er?
- Welche Vorlieben sind bekannt?

Dieser Rückblick hat eine doppelte Bedeutung: Es werden Anknüpfungspunkte für Beschäftigungen gefunden, die den Betroffenen befriedigen und ihm wohl tun. Und es beginnt für alle in Familie und Umgebung eine Erinnerung an die gesunde Person und die gemeinsame Geschichte. Vielleicht ist es dadurch möglich, die nötige Geduld und Toleranz im Umgang miteinander aufzubringen.

Beispiel

Frau Tegtmeiers Familie versucht, diese Erinnerungsarbeit gemeinsam mit deren Schwester zu leisten. Da wird dann plötzlich deutlich: »Ja, wisst ihr das denn nicht? Hanna hat immer gern gehandarbeitet. Die Wandbilder im Haus sind doch alle von ihr. Und der Garten! Ich weiß noch, mit wie viel Liebe sie die Beete angelegt hat. Hier waren doch nur Steine, und sie hat einen Blumen- und Gemüsegarten daraus gemacht. Da fällt mir noch ein, sie hat doch immer Patiencen gelegt – macht sie das eigentlich noch? Ich erinnere mich gut, immer wenn sie allein sein wollte, saß sie in irgendeiner Ecke mit ihren Karten und unsere Mutter hat jedes Mal geschimpft, aber Hanna ließ sich nicht abbringen.«

Patiencenlegen ist für Frau Tegtmeier heute zu komplex. Aber der Umgang mit Karten, so stellt die Familie fest, macht ihr nach wie vor sehr viel Spaß. Täglich sortiert sie die Karten nun nach ihrem eigenen System. Auch Gartenarbeiten, soweit sie die Konzentration dafür aufbringt, kann sie noch erledigen. Es bringt der Familie Entlastung und Frau Tegtmeier tut es sichtlich gut, wenn sie ein Rasenstück geharkt hat und sie sich mit nützlicher Arbeit befassen konnte. Dahinter steckt eine neue Überlegung in der Familie: Bisher waren alle darauf bedacht, Oma möglichst zu schonen; sie sollte sich ausruhen, wenn sie im Garten war. Jetzt sind die Familienmitglieder ermutigt worden, Frau Tegtmeier zu beteiligen, ihr etwas zuzutrauen – auch auf die Gefahr hin, dass anstatt Unkraut eine Blume gejätet wird.

Es ist deutlich: Die Betreuung eines verwirrten Menschen ist innerhalb der Familie nur so lange leistbar, wie man dem Kranken mit Geduld und Toleranz gegenübertreten kann. Dabei gibt es Hilfen, die innere Einstellung zur Situation, zum Kranken und zur Krankheit zu verändern:

- Abstand zu dem Erkrankten bekommen und sehen, dass allein die Krankheit den Menschen verändert hat;
- wissen, dass die Regeln des Zusammenlebens durch die Krankheit bestimmt werden;
- Alltagsregeln überprüfen und fünfe gerade sein lassen;
- Beschäftigungen den Fähigkeiten des Erkrankten anpassen, ohne ihn zu überfordern;
- aber auch: dem Kranken etwas zutrauen – das vermittelt ihm Selbstvertrauen und stärkt sein Selbstwertgefühl;
- bei der Auswahl der Beschäftigung anknüpfen an bekannte Fähigkeiten und Erinnerungen.

Nicht allein stehen – Hilfeangebote für pflegende Angehörige

Pflegende Angehörige kennen die Situation: Die Tochter, selbst bereits Mitte fünfzig, nimmt die Mutter mit ins Haus, weil diese nicht mehr allein leben kann. Sie hat einige Male die Herdplatte nicht ausgemacht, konnte nicht mehr wie früher die Wohnung sauber halten, verlor die Orientierung und verwechselte zunehmend häufiger die Tochter mit ihrer eigenen Mutter.

Die Pflege fordert die Tochter heraus, obwohl die Mutter sonst noch »rüstig« ist. Sie ist eben nur »etwas wunderlich«, »verwirrt«, wie die Nachbarn meinen. Das ist eine anstrengende Rund-um-die-Uhr-Sorge. Damit muss sich die Tochter auseinander setzen und sie ist eigentlich guten Mutes.

Doch damit hat sie nicht gerechnet: Nachbarn kommen nicht mehr bei ihr vorbei, Bekannte laden sie nicht mehr ein; gewohnte Kontakte schlafen ein. Zuerst bemerkt sie das nicht, weil die Pflege sie in Anspruch nimmt. Aber nach einiger Zeit fällt der Familie doch auf, dass sie lange nichts mehr von den Arbeitskollegen gehört haben oder die Nachbarn einen Bogen um das kleine Siedlungshaus zu machen scheinen. Das bedeutet auch: Hilfen im Alltag, die vielleicht in der Nachbarschaft möglich wären, fallen weg. Zuvor hatte die Nachbarin gelegentlich schnell den Liter Milch, der beim Einkaufen vergessen wurde, geholt. Das klappt jetzt nicht mehr.

Die Erfahrung zeigt, dass pflegende Angehörige solche Dinge bewusst organisieren müssen, die Nachbarn anrufen, sie um einen Gefallen bitten, zum Kaffeeklatsch im Haus gezielt einladen, Kontakte von sich aus aufnehmen müssen. Denn der Umgang mit einer »verwirrten« Angehörigen ist andern fremd. Sie sind hilflos. Aber sie nehmen – häufig genug – dankbar den Ball

auf, helfen mit, wo sie können. Gleichwohl ist Nachbarschaftshilfe auch begrenzt. Es gibt eine ganze Reihe von Einrichtungen und Angeboten, auf die pflegende Angehörige zurückgreifen können. Dieses Kapitel soll einen Überblick über ambulante und stationäre Hilfen verschaffen und ermutigen, diese möglichst früh in Anspruch zu nehmen.

Hilfe durch die Familie

Am Beginn steht die eigene Familie. Alle Mitglieder müssen klären, wer welchen Anteil der Pflege übernehmen kann und will. Die Empfehlung lautet: Klären Sie dies frühzeitig, halten Sie eine Art »Familienkonferenz« ab, in der Sie absprechen, welche Pflege jetzt nötig ist, und in der jeder offen sagen kann, welche Aufgaben, welche Pflege und welche Betreuungszeiten er übernehmen kann.

Die Erfahrung weiterer pflegender Angehöriger lässt sich aufnehmen: Zu vereinbaren sind konkrete Aufgaben und Termine, denn das Versprechen »Ich kann auch einmal an einem Wochenende da sein« ist schnell gegeben, aber auch wieder vergessen, weil nicht klar ist, welches Wochenende es nun sein soll.

Sinnvoll ist es, einen Plan aufzustellen, damit der Hauptpflegende weiß, an welchem Abend in der Woche er frei hat oder welches Wochenende im Monat zur Verfügung steht, um Kraft schöpfen zu können. Nur wer zwischendurch immer wieder »Luft schnappen« kann, kann in der Pflege einen langen Atem beweisen. Vielleicht gibt es ja auch einen Nachbarn, auf den sich zurückgreifen lässt.

Merke Nutzen Sie jede Chance, sich durch die Hilfe anderer Menschen Entlastung zu verschaffen. Nehmen Sie diese Hilfen in Anspruch, ja, gehen Sie auch auf andere zu und bitten Sie sie um die Hilfe, die ihnen möglich ist.

Beispiel

Frau Lambrecht leistet die Betreuung und Pflege bei ihrem Ehemann weitgehend allein. Er hat eine Alzheimer-Erkrankung und ist außerdem körperbehindert, sodass er im Rollstuhl sitzt. In Notsituationen springt ihr Neffe ein, aber immer nur kurz, nie nimmt er sich mal einen Abend lang Zeit.

Auf die Kinder kann Frau Lambrecht nicht zurückgreifen, denn die wohnen weit entfernt. Und wenn sie dann zwei- oder dreimal im Jahr zu Besuch kommen, fühlen sie sich überfordert, bei der Pflege zu helfen. Sie wollen die kurze Zeit möglichst mit beiden Eltern gemeinsam verbringen. Frau Lambrecht ist dann auch nur zu gern bereit, alle zu versorgen, mittags zu kochen, Kaffee und Kuchen zu besorgen. »Die Kinder habe ich doch so selten hier«, sagt sie sich dann. Sie betrachtet es als ihr unveränderbares, individuelles Schicksal, den kranken Mann zu pflegen, und will selbst keinem »zur Last fallen«.

Selbst ambulante Dienste von »Pflegeprofis« mag sie nicht in Anspruch nehmen, obwohl diese nach dem Krankenhausaufenthalt von Herrn Lambrecht eingeschaltet worden waren. Die Gemeindeschwester zum Beispiel kam nach einer Woche auf Frau Lambrecht zu und erklärte ihr, sie selbst habe zu viele Patienten zu versorgen. »Ach, wissen Sie, Sie schaffen die Arbeit an den Tagen, an denen wir nicht kommen, doch auch. Meinen Sie nicht, dass es auch ganz ohne uns geht?« Frau Lambrecht willigt nur zu schnell ein.

Die Folgen lassen nicht lange auf sich warten. Nach rund einem Jahr Pflegetätigkeit muss Frau Lambrecht mit schweren Erschöpfungserscheinungen ins Krankenhaus und anschließend zur Kur. Und während dieser Zeit passiert genau das, was sie immer vermeiden wollte: Andere Menschen entscheiden, wo ihr Mann in der Zwischenzeit gepflegt wird.

Zusätzlich zu den privat organisierten Hilfen sollte man klären, in welchem Rahmen die Angebote von Institutionen in An-

spruch genommen werden können. Der Grundgedanke ist: Es muss den Pflegenden gut gehen, wenn sich der Kranke wohl fühlen soll.

Ambulante Hilfeangebote

Bei ambulanten Hilfeangeboten handelt es sich um Sozial- und Diakoniestationen, private Krankenpflegedienste und Krankenpflegevereine. Adressen und Telefonnummern sind über die Hausärzte, die Pflegekassen, die Familienhilfe der Gemeinde, über Pfarrämter oder das Telefonbuch zu bekommen. In den »Gelben Seiten«, also im Branchenverzeichnis, sind private Krankenpflegedienste zu finden. Auch Hausärzte kennen diese Dienste.

Sie leisten Hilfe bei *dauernder Pflegebedürftigkeit* und *häusliche Krankenpflege* und vermitteln darüber hinaus Hilfen zur Versorgung des Haushalts.

Praktische Hilfsmittel für die Pflege

Es gibt eine Reihe von praktischen Hilfsmitteln wie Pflegebetten, Gehhilfen, Badewannenlifte. Man sollte sich vom Arzt oder von den Mitarbeitern der ambulanten Pflegedienste beraten lassen, welche im speziellen Fall sinnvoll sein können.

Diese Hilfsmittel werden durch den Arzt verordnet und nach Rücksprache mit der Krankenkasse ausgeliefert.

Mobiler bzw. auswärtiger Mittagstisch

Zur Entlastung trägt es bei, bestimmte Hausarbeiten abzugeben. So vermitteln mittlerweile einige Beratungseinrichtungen der Altenpflege auch Reinigungsdienste.

Seit Jahren bekannt ist Essen auf Rädern, der mobile Mittagstisch für zu Hause. Er wird meistens angeboten von den Wohlfahrtsverbänden oder privaten Menüdiensten.

Aber auch eine Reihe von Alten- und Pflegeheimen bieten einen Mittagstisch in ihren Räumen für externe Besucher an. Der

Vorteil besteht in der Gemeinschaft. Der Kontakt zu Bewohnern lässt Gespräche entstehen, man kann Veranstaltungen für Senioren am schwarzen Brett erfahren wie Ausflugsangebote, Theaterbesuche, und man lernt Mitarbeiter dieser Häuser kennen, die einem in speziellen Fällen raten können. Die Kosten für das Essen müssen selbst getragen werden.

Fahrdienste

Mobilität ist gefragt. Öffentliche Verkehrsmittel sind von alten Menschen nicht leicht zu nutzen, vor allem dann nicht, wenn sie während der Fahrt Betreuung benötigen. Dennoch ist ein »Tapetenwechsel« öfter mal sinnvoll. Anregungen bieten der Besuch von Altenclubs, Altennachmittagen bei Kirchen und Wohlfahrtsverbänden sowie Ausflugsfahrten.

Für die Teilnahme an solchen Veranstaltungen können Fahrdienste in Anspruch genommen werden. Träger bzw. Anbieter sind in der Regel die Wohlfahrtsverbände. Es ist zuweilen nicht ganz einfach herauszufinden, wer in der Gemeinde den Fahrdienst übernimmt. Manchmal ist ein Fahrdienst von den Veranstaltern direkt eingerichtet. In manchen Kommunen haben sich die Wohlfahrtsverbände die Aufgaben untereinander aufgeteilt. Die Mitarbeiter der Sozialstationen sind in der Regel gut über diese Angebote informiert. Die Kosten müssen selbst getragen werden.

Hausnotruf-Dienst

Die Erfindung ist so einfach wie hilfreich: Der Betroffene trägt einen kleinen Sender am Körper, zum Beispiel an einer Halskette. Dieser Sender hält den Kontakt zu einer Notrufzentrale. Sie ist ständig besetzt und kann im Notfall schnelle Hilfe veranlassen. Sinnvoll ist dieser Dienst, um auch dann Hilfe zu holen, wenn keine Zeit mehr bleibt, Telefone zu bedienen.

Wer diesen Hausnotruf-Dienst eingerichtet hat, ob die Johan-

niter-Unfall-Hilfe, die Caritas oder die Arbeiterwohlfahrt, das wissen die Mitarbeiter von Sozialstationen oder von Beratungsstellen.

Besuchsdienste

Beispiel

Herr Kersten lebt bei seinem Sohn, seit seine Frau verstorben ist. 85 Jahre alt ist er gerade geworden. Aus dem Haus geht er nicht mehr, weil er sich in der fremden Stadt nicht zurechtfindet. Aber er spielt leidenschaftlich gern Schach, auch wenn er die komplizierteren Strategien mittlerweile vergessen hat. Ein Schachpartner kommt regelmäßig. Es ist der Zivildienstleistende der Kirchengemeinde, der zugleich einen Besuchsdienst organisiert hat.

Besuchsdienste sind nicht überall die Regel, aber doch häufig anzutreffen. Das Prinzip ist einleuchtend, denn es knüpft an die bewährte Nachbarschaftshilfe an. Ehrenamtliche Helferinnen – meistens sind es Frauen – kommen regelmäßig »zu Besuch«, reden mit dem Betroffenen oder mit den Angehörigen, können vielleicht einfache Spiele spielen oder einen Spaziergang begleiten. Sie sind als Ansprechpartner auch Entlastung für die Pflegeperson.

Die Vermittlung läuft über die Gemeinden, Kirchen und Wohlfahrtsverbände. Besuchsdienste sind kostenlos.

Telefonketten

Bei alten Menschen, die sich nicht mehr so häufig aus den eigenen vier Wänden wagen, hat sie sich bewährt: die Telefonkette. Mehrere Senioren schließen sich zusammen und vereinbaren, sich regelmäßig – vielleicht täglich – anzurufen, um zu hören, wie es dem Partner geht. So etwas lässt sich auch für Angehörige einrichten, die den Kontakt nach draußen brauchen und sich unter Umständen auch gegenseitig Wege abnehmen können. Den Kontakt zu ähnlich betroffenen Angehörigen kann man über eine so

genannte Angehörigengruppe bekommen. Auf sie wird noch eingegangen.

Beratungsstellen beim Gesundheitsamt

Ein Amt, das vor allem berät, ist der Sozialpsychiatrische Dienst beim Gesundheitsamt. Die dortigen Sozialarbeiter und Psychiater bieten eine erste Anlaufstelle, wenn ein alter Mensch beispielsweise gerade aus dem Krankenhaus zu pflegenden Angehörigen gekommen ist oder wenn er neu in die Familie der Tochter aufgenommen wurde. Mit den Mitarbeiterinnen und Mitarbeitern können auch Gespräche über aktuelle Fragen der Betreuung geführt werden und sie beraten über den Gebrauch von Medikamenten. Fragen Sie im Gesundheitsamt nach dem Sozialpsychiatrischen Dienst.

Inzwischen gibt es in einigen Städten gerontopsychiatrische Zentren, die spezielle Angebote für Demenzkranke und ihre Angehörigen vorhalten. Einige dieser Städte sind Bonn, Eberswalde, Gütersloh, Leipzig, Münster.

Da die Mitarbeiter dieser Institutionen auch Hausbesuche machen, können sie in den je speziellen Situationen beraten und Informationen über die Hilfeangebote der Region vermitteln.

Wenn sich ein Anrufbeantworter meldet

Viele Dienste, etwa die Schwestern der Sozialstation, haben besondere Sprechzeiten. Nur dann sind sie im Büro oder der »Anlaufstelle« anzutreffen. Diese Sprechzeiten stehen natürlich nicht im Telefonbuch. Bei einem Anruf außerhalb dieser Zeiten tönt am anderen Ende der Telefonleitung eine distanziert wirkende Stimme vom Tonbandgerät. Frau Meising sei gerade unterwegs, werde sich aber sobald wie möglich melden, wenn man eine Nachricht – nach dem Signalton – hinterlasse.

Viele Menschen brauchen immer noch Mut, um ihre Nachricht einem Tonbandgerät anzuvertrauen. Aber wenn man sich auf

einige wenige Daten konzentriert, klappt diese Art der »modernen« Kommunikation recht gut.

Merke Notwendig sind: Ihr Name, Ihre Telefonnummer oder Ihre Anschrift und die Bitte, sich per Telefon zu melden, am besten in der Zeit von ... bis ... Uhr.

Möglich ist es natürlich auch, einen Angehörigen der Familie, der diese Art des Telefonierens gewöhnt ist, auf das Tonband sprechen zu lassen. Nur Mut, es kommt eine Verbindung zustande!

Teilstationäre und stationäre Hilfeangebote

Tagespflegeeinrichtungen

Der Name dieses Einrichtungstyps drückt prägnant den Inhalt aus: Pflegebedürftige werden tagsüber, in der Regel von 8 bis 16 Uhr, betreut, sie wohnen gleichwohl zu Hause. In der Einrichtung finden sie Kontakte, Begleitung und erhalten eine Grundpflege. Mahlzeiten – vom gemeinsamen Frühstück bis zum Mittagessen und Kaffeetrinken – gliedern den Tag, was für desorientierte Menschen wichtig ist. Außerdem bieten diese Einrichtungen Beschäftigungsmöglichkeiten an wie Gymnastik, Spaziergänge, Ausflüge. Die Angebote knüpfen an Tätigkeiten an, die die alten Menschen kennen, etwa Kochen, Backen und handwerkliche Arbeiten. Diese Aktivitäten sind eingebettet in einen festen Ablauf des Tages, in eine so genannte Tagesstruktur. Denkbar sind auch rehabilitative Maßnahmen wie Gehtraining.

In welchem Umfang diese Tagespflege genutzt wird, hängt immer vom Angebot ab. Manche Einrichtungen sind sehr flexibel und nehmen alte Menschen auf, wenn sie nur für einen Tag kommen oder regelmäßig einmal pro Woche oder auch nur für eine Woche. Es kommt darauf an, welche Art der Betreuung der Betroffene und seine pflegenden Angehörigen benötigen. Das reicht von der Möglichkeit, regelmäßig einen Tag für Einkäufe,

Besorgungen und Behördengänge zur Verfügung zu haben, bis zur täglichen Betreuung, wenn Angehörige tagsüber beschäftigt sind, abends aber die Betreuung eines verwirrten alten Menschen gut selbst leisten können.

Diese Einrichtungen organisieren auch Fahrdienste.

Tagespflegeeinrichtungen sind häufig an Heime angegliedert, bestehen manchmal auch als eigenständige Einrichtung. Für die entstehenden Kosten gibt es bei Vorliegen einer Pflegestufe einen Zuschuss durch die Pflegekassen.

Kurzzeitpflegeeinrichtungen

Einrichtungen der Kurzzeitpflege werden manchmal auch mit »Urlaubsbetten« oder »Krankenhausnachsorge« bezeichnet. Die Kurzzeitpflege bietet Pflegebedürftigen für einen begrenzten Zeitraum einen Heimplatz. In der Regel sind das vier oder sechs Wochen. Diese Urlaubszimmer können auch für zwei oder drei Wochen in Anspruch genommen werden. Ziel ist es, die betroffenen alten Menschen aufzunehmen, wenn die pflegenden Angehörigen vorübergehend nicht da sind. Anlässe können Urlaubsreisen der Angehörigen, Kuraufenthalte oder eigene Krankheit sein.

Kurzzeitpflegeeinrichtungen leisten auch die Krankenhausnachsorge. Sie ist sinnvoll, wenn ein alter Mensch im Krankenhaus nicht mehr ärztlich behandelt werden muss, aber noch nicht zu Hause leben kann. Dann leisten die Mitarbeiterinnen und Mitarbeiter Pflege und Mobilisierung nach einem therapeutischen Konzept.

In der Regel sind Kurzzeitpflegeeinrichtungen Pflegeheimen angegliedert, vereinzelt bestehen sie auch als eigenständige Einrichtungen oder sie sind Sozialstationen angegliedert.

Im Rahmen der Krankenhausnachsorge kann der Sozialdienst des Krankenhauses Adressen entsprechender Einrichtungen nennen und sorgt zumeist auch für den Erstkontakt.

Um die Urlaubsplätze müssen sich Angehörige selbst kümmern. Rechtzeitiges Nachfragen zahlt sich aus, da Plätze in diesen Einrichtungen sehr gefragt sind, insbesondere in der Urlaubszeit. Falls eine Einstufung in eine Pflegestufe vorliegt, zahlt die Pflegekasse einen Zuschuss.

Die gerontopsychiatrische Klinik

Auch an einen – vorübergehenden – Aufenthalt in einer Fachklinik werden Angehörige denken. Wenn der Kranke sehr unruhig ist, wenn er etwa nachts häufiger aus dem Haus geht und nicht wieder zurückfindet, wenn bei ihm das Zusammenwirken der unterschiedlichen Medikamente problematisch ist, dann ist fachlicher Rat gefragt, und den können Ärzte, Krankenpflegepersonal, Sozialarbeiter, Ergotherapeuten und Psychologen der Fachklinik geben.

Die Einweisung in eine Klinik veranlasst ein Arzt oder das Gesundheitsamt. Die Fachleute des Gesundheitsamtes bieten sich vor allem dann an, wenn rechtliche Grenzen zu beachten sind. Das ist ein Sonderfall, etwa dann, wenn der Betroffene in eine Klinikbehandlung nicht einwilligen kann oder will. Darauf geht das Kapitel zu Rechtsfragen noch ein. Hier nur dieser Hinweis: In einigen, sehr genau beschriebenen Fällen – wenn ein Mensch sich selbst oder andere akut gefährdet – kann der Amtsarzt eine Einweisung in eine Klinik veranlassen, dies allerdings nur für eine begrenzte Dauer – in der Regel sind das maximal drei Tage. Die Gesundheitsämter beraten dabei auch Angehörige, denn das Ziel auch dieser Maßnahmen bleibt es, dem Betroffenen zu helfen. Die Kosten für den stationären Aufenthalt übernimmt fast immer die Krankenkasse.

Das Pflegeheim

Wenn die Betreuung zu Hause nicht mehr zu leisten ist, wenn die Unterstützung mit ambulanten Hilfsdiensten nicht mehr ausreicht und eine fachlich qualifizierte Rund-um-die-Uhr-Pflege vorhanden sein muss, dann kommt nur noch das Pflegeheim in Frage.

Dieser Schritt will genau vorbereitet sein. Auf die rechtlichen Fragen geht das nächste Kapitel ein. Es geht allerdings zuerst einmal um die Klärung praktischer Fragen.

Auskunft über Pflegeheime gibt zunächst das Branchenbuch »Gelbe Seiten« unter der Rubrik »Alten- und Pflegeheime«. Auch die Mitarbeiterinnen und Mitarbeiter der Sozialstationen oder in den Fachkliniken können Kontakte vermitteln. Auch den Hausarzt kann man fragen; manche besuchen regelmäßig Altenheime. Eine vollständige Liste für eine Stadt oder einen Landkreis haben die zuständigen Sozialämter und die Pflegekassen. Sie kann dort angefordert werden.

Dennoch bleibt die Frage: Welches Haus ist für den konkreten verwirrten Menschen geeignet? Für die Beantwortung können ganz persönliche Vorlieben eine Rolle spielen, vielleicht hat der Betroffene schon früher einmal gesagt oder schriftlich fixiert, in welches Heim er – im Falle eines Falles – gehen möchte. Aber es geht auch um allgemeine Fragen, ob nämlich ein Haus für verwirrte alte Menschen tatsächlich geeignet ist. Denn es gibt eine Reihe von Pflegeheimen, die für diese Gruppe nicht eingerichtet sind; auch manche Altenheime können die intensive Betreuung eines desorientierten Menschen nicht leisten.

Man kommt nicht daran vorbei, herumzutelefonieren, mit den Heimleitungen zu sprechen und sie zunächst danach zu fragen, ob sie verwirrte alte Menschen aufnehmen. Außerdem haben Heime häufig genug Wartelisten. Danach ist ein Besuch in den Heimen, die grundsätzlich in Frage kommen, sinnvoll. Vergleiche zwischen verschiedenen Einrichtungen sollten möglich sein.

Auf jeden Fall setzt die Entscheidung für ein Heim einen längeren und sorgfältigen Diskussionsprozess voraus.

Welche Gesichtspunkte wichtig sein können, lässt sich kurz beschreiben:

Erster Schritt: Telefonisch lässt sich bereits klären, ob und in welchem Umfang eine Betreuung dementer Bewohner durch die Einrichtung leistbar ist. Fragen Sie, ob es sich um eine offene oder beschützende (geschlossene) Einrichtung handelt. In den so genannten beschützenden Einrichtungen muss die Unterbringung von einem Richter des zuständigen Vormundschaftsgerichts genehmigt werden. Größere Einrichtungen haben offene Bereiche, aber auch »geschlossene«. Ein wichtiges Merkmal der »beschützenden« Bereiche ist, dass dort die Türen verschlossen sind.

Zweiter Schritt: Vereinbaren Sie einen Besichtigungstermin, zu dem Sie möglichst nicht allein gehen sollten – allerdings noch nicht mit dem Betroffenen. Gehen Sie in das Heim und spüren Sie der Atmosphäre nach: Ist sie eher krankenhausähnlich oder ist es ein häusliches Milieu? Der Betroffene soll sich dort zu Hause fühlen!

Fragen Sie bei diesen Besuchen direkt nach:

- Worauf wird bei der Versorgung der Bewohner der Schwerpunkt gelegt: auf stark vorgegebene praktische Pflege oder wird auf die individuellen Bedürfnisse der Bewohner eingegangen? In welcher Weise wird auf diese individuellen Bedürfnisse eingegangen?
- Welche Räumlichkeiten sind vorhanden: Zimmer, ein langer Flur und ein kleiner Tagesraum, oder gibt es eine Reihe von speziell genutzten Räumen wie Wohnzimmer, Esszimmer, Gymnastikraum, Wintergarten, Hobbyräume? Werden diese Zimmer auch von den alten Menschen genutzt?
- Wichtig ist die Frage nach einem direkten Zugang zu einem Garten, einem Park oder einer Dachterrasse.
- Besteht die Möglichkeit, eigene Möbel mitzubringen?

- Wie viele Menschen leben in einem »Betreuungsbereich« zusammen? Zur Erläuterung: Dieses Wort hat den alten, im Krankenhaus gebräuchlichen Begriff »Station« abgelöst. Manche Einrichtungen sagen auch »Pflegeetage«. Der Sinn ist, die private, häusliche Atmosphäre zu betonen.
- Durch wie viele Personen werden die alten Menschen betreut? Fragen Sie ruhig danach, wie viel Personal vormittags, nachmittags und in der Nacht anwesend ist.
- Fragen Sie nach, welche Qualifikation die Mitarbeiter haben. Gehört ein festes Team zu dem Betreuungsbereich?
- Fragen Sie auch nach einem Tages- und Wochenplan – er soll abwechslungsreich, aber auch klar strukturiert sein. Inwieweit wird bei diesem Ablauf noch auf die persönlichen Bedürfnisse der Bewohner eingegangen? Kriterien können sein: morgens länger schlafen zu können, abends später ins Bett zu gehen, keine festen Mahlzeitentermine zu haben, sondern das Angebot, in einem bestimmten Zeitraum essen zu können.
- Wenn Sie durch die Einrichtung gehen, achten Sie darauf, ob die Intimsphäre der Bewohner gewahrt wird. Das heißt auch, ob angeklopft wird, bevor man ein Zimmer betritt.
- Weiterhin achten Sie darauf, ob derjenige, der sie durch das Haus führt, die Bewohner mit ihrem Namen anspricht.
- Sie sollten auch nach Betreuungsformen fragen, zum Beispiel ob es eine spezielle Kleingruppe für demente Bewohner gibt?
- Wird die Persönlichkeit der einzelnen Bewohner in den Vordergrund gestellt? Das heißt: Werden in diesem Zusammenhang seine biografischen Daten, seine Hobbys, seine frühere Berufstätigkeit erfragt und mit in die Pflege und andere Angebote einbezogen?
- Werden die Erfahrungen, die Sie als Angehörige in der Pflege gemacht haben, in die Betreuung einbezogen? Sie kennen Ihren kranken Angehörigen am besten.

Wenn Sie sich für eine Einrichtung entschieden haben, wenn Sie

meinen, dass sich Ihr Angehöriger dort wohl fühlen könnte, dann besuchen Sie sie mit dem Betroffenen. Je häufiger Sie im Vorfeld Kontakt zu dem Heim hatten, desto einfacher wird der Umzug für alle Beteiligten sein.

Die Angehörigengruppe

Die Erfahrungen von pflegenden Angehörigen, die eine Gruppe besuchen, sind sehr positiv. Wer sich regelmäßig Zeit nimmt für eigene Aktivitäten, trotz der anstrengenden Pflege eines verwirrten alten Menschen zu Hause, kann die Bedeutung ermessen. Mehr Ausgeglichenheit im Alltag, mehr Ruhe und Geduld im Umgang mit einem desorientierten Menschen sind die Effekte.

Deshalb sollte es für Angehörige oberstes Gebot sein, sich möglichst viele Entlastungsmöglichkeiten zu verschaffen. In diesem Zusammenhang haben sich die Angehörigengruppen bewährt. Da treffen sich pflegende Angehörige und tauschen Erfahrungen aus, sie merken, dass sie nicht »allein stehen«. Denn nur zu leicht führt eine 24-Stunden-Pflege zur Vereinzelung, weil man »ja den Kranken nicht allein lassen darf und nicht mehr aus dem Haus kann«. Es lohnt sich, für diese Zeit Hilfe bei anderen Familienangehörigen zu holen, die dann für einen Abend oder Nachmittag die Pflege übernehmen.

Wer organisiert Angehörigengruppen? Es gibt sie als Selbsthilfegruppen entweder mit eigener privater Organisation oder im Rahmen von Wohlfahrtsverbänden, etwa der Caritas oder dem Diakonischen Werk. Man muss sich erkundigen, wo eine solche Gruppe besteht und stattfindet. Manche Städte führen diese Gruppen in einem *Leitfaden für ältere Menschen* auf. Sozial- und Diakoniestationen kennen die Ansprechpartner. Anderenfalls muss man sich bei den Wohlfahrtsverbänden, deren Telefonnummern im Telefonbuch stehen, erkundigen. Das sind Caritas, Diakonisches Werk, Deutscher Paritätischer Wohlfahrts-

verband, Arbeiterwohlfahrt, Deutsches Rotes Kreuz, um nur die größten Dachverbände zu nennen. Dort können die Kontaktadressen erfragt werden. In manchen Städten haben die Selbsthilfegruppen, die es für viele Krankheiten gibt, eine zentrale Anlaufstelle eingerichtet. Auch dort werden Kontaktadressen vermittelt.

Auch Krankenhäuser, Beratungsstellen und Kirchengemeinden bieten gelegentlich Angehörigentreffs an. Die Wirkung ist spürbar: Man kann sich über die Krankheit informieren, kann Erfahrungen mit Hilfeangeboten austauschen, Probleme im täglichen Umgang mit Betroffenen erwägen und auch von gelungenen Aktivitäten berichten. Der Umgang mit Alzheimer-Kranken, mit desorientierten alten Menschen ist nicht nur persönliches Schicksal. Viele teilen es miteinander. Diese Erfahrung schafft gegenseitiges Vertrauen. Manches lässt sich dann auch gemeinsam organisieren. Erfahrungen im Umgang mit Ämtern, Krankenkassen und Pflegeheimen gehören ebenfalls zu den Gesprächsthemen.

Angehörige werden auch von vielen Heimen in regelmäßigen Abständen eingeladen, um Fragen zu besprechen und sich über Schwerpunkte der Pflege im Heim auszutauschen. Auch diese Chance sollte genutzt werden, weil die betroffenen alten Menschen den Kontakt zu den ihnen vertrauten Menschen brauchen. Angehörige können darüber hinaus hilfreich sein, wenn sie mit dem Betroffenen spazieren gehen, ihn regelmäßig besuchen und an Veranstaltungen im Heim gemeinsam teilnehmen. Damit wird das bestehende Vertrauensverhältnis, das in der Familie bestand, auch im Heim fortgesetzt. Der alte Mensch fühlt sich nicht so ausgeliefert und verliert schrittweise das Gefühl der Fremdheit in seiner neuen Umgebung.

Finanzielle Hilfen

Im Folgenden werde die Finanzierungsmöglichkeiten für die deutschsprachigen Länder gesondert aufgeführt.

Deutschland

Die soziale Pflegeversicherung (SGB XI)

Eine finanzielle Unterstützung bei Pflegebedürftigkeit kann auf der Grundlage des Sozialgesetzbuches XI (SGB XI) – Soziale Pflegeversicherung – beantragt werden. Anspruch auf Leistungen haben die Menschen, die wegen einer körperlichen, geistigen oder seelischen Krankheit oder Behinderung für die gewöhnlichen und regelmäßig wiederkehrenden Verrichtungen im Ablauf des täglichen Lebens für mindestens sechs Monate in erheblichem oder höheren Maße der Hilfe bedürfen.

Zu diesen Verrichtungen gehören:

1. Körperpflege
2. Ernährung
3. Mobilität
4. Hauswirtschaftliche Versorgung

Die Hilfe hierbei kann sowohl in der Unterstützung, der Übernahme, aber auch in der Anleitung zur Übernahme dieser Tätigkeiten liegen. Gerade mit der Anleitung im Bereich der pflegerischen Versorgung gelingt es, den Pflegebedürftigen in seiner Selbstständigkeit zu unterstützen. Je nach Umfang der Bedürftigkeit erfolgt die Einstufung in Pflegestufe I–III (s. Tabelle).

Die Höhe der finanzielle Zuschüsse, die durch die Pflegekassen erbracht werden, richtet sich nach dem Pflegebedarf. Die vom Gesetz vorgesehenen Leistungen können in Form von finanzieller Unterstützung, in Form von Sachleistungen, d.h. als Leistung, die ein Pflegedienst oder eine Sozialstation erbringt, oder auch aus einer Kombination von beiden genutzt werden.

Pflegestufen	Zeitbedarf in den Bereichen Körperpflege, Ernährung, Mobilität	Zeitbedarf insgesamt
I – erhebliche Pflegebedürftigkeit	mind. 45 Minuten	90 Minuten
II – Schwerpflegebedürftigkeit	mind. 2 Stunden	3 Stunden; mind. dreimal tgl. zu verschied. Tageszeiten
III – Schwerstpflegebedürftigkeit	mind. 4 Stunden	5 Stunden – auch nachts

Darüber hinaus können jährlich finanzielle Zuschüsse für einen Aufenthalt in der Kurzzeitpflege einer stationären Einrichtung, der bis zu vier Wochen dauern kann, in Anspruch genommen werden.

Merke Sollten Sie als Angehörige durch Krankheit oder Urlaub verhindert sein, die Pflege zu leisten, können noch einmal Zuschüsse genutzt werden, um eine Pflegeperson im häuslichen Bereich zu finanzieren.

Die Beantragung für die im vorigen beschriebenen Leistungen erfolgt bei der Pflegekasse, die der Krankenkasse des Pflegebedürftigen zugeordnet ist – die im Übrigen auch eine Beratungspflicht hat. Die Pflegekasse ihrerseits beauftragt den Medizinischen Dienst der Krankenkassen, die Begutachtung für die Einstufung vorzunehmen. Diese findet beim Demenzkranken zu Hause und nach vorheriger Anmeldung statt. Bei der Begutachtung sollten sowohl Angehörige als auch andere Pflegepersonen, die regelmäßig im Haushalt sind, anwesend sein. Dabei hat sich als hilfreich erwiesen, schon im Vorfeld ein regelmäßiges Pflegetagebuch zu führen, in dem aufgelistet wird, welche

Unterstützungsleistungen in welchem zeitlichen Umfang im Verlauf eines bestimmten Zeitraums (Tag und Nacht) angefallen sind.

Sollte Bedarf zur räumlich-baulichen Veränderung auf Grund der Pflegesituation bestehen, so kann auch dies mit den Mitarbeitern des Medizinischen Dienstes besprochen werden. Dort ist zu erfahren, wer Anspruch auf Leistungen der Pflegekasse hat.

Zum 1. Januar 2002 ist vom Gesetzgeber eine Ergänzung der Leistungen im Bereich der ambulanten Versorgung Demenzkranker vorgenommen worden. Eine finanzielle Unterstützung wird gewährt, wenn ein Demenzkranker erheblich in der Fähigkeit, seinen Alltag zu bewältigen, eingeschränkt ist. Dies ist dann der Fall, wenn er zum Beispiel dazu neigt, wegzulaufen, er gefährliche Situationen verkennt oder verursacht, eine eigenständige Tagesstrukturierung nicht möglich ist oder der Tages- und Nachtrhythmus gestört ist. Die zusätzliche finanzielle Unterstützung wird für die Nutzung von ambulanten Betreuungsgruppen für Demenzkranke, für spezielle Betreuungsleistungen der Tages- und Nachtpflege, der Kurzzeitpflege oder spezieller gerontopsychiatrischer Betreuungsangebote gezahlt. Diese Angebote sind derzeit noch im Aufbau befindlich. Man sollte sich an die Pflegekasse, den Pflegedienst oder die Diakonie- und Sozialstationen wenden, um nähere Informationen über diese Angebote in der eigenen Region zu erhalten.

Bei der Aufnahme in eine Tagespflegeeinrichtung oder in ein Pflegeheim staffeln sich die Zuschüsse, die von den Pflegekassen gezahlt werden, entsprechend der Pflegestufen.

Für alle Leistungen der Pflegeversicherung gilt, dass diese als ein Zuschuss zu den anfallenden Kosten gewährt werden. Ergänzt werden müssen sie durch das eigene Einkommen und/oder Vermögen des Pflegebedürftigen. Reicht der Betrag nicht aus, so besteht für den Pflegebedürftigen ein Anspruch auf Leistungen auf der Grundlage des Sozialhilfegesetzes. Eine Beratung erhält

man bei den zuständigen Sozialämtern der Städte und Gemeinden.

Die Krankenversicherung (SGB V)

Die *Häusliche Krankenpflege* gliedert sich in drei Bereiche:

- Behandlungspflege: Hierunter gefasst sind ausschließlich Maßnahmen, die zur Sicherung der ärztlichen Behandlung dienen wie Injektionen, Überwachung der Medikamenteneinnahme, Wechseln von Verbänden.
- Grundpflege: Hierbei handelt es sich um pflegerische Maßnahmen wie Hilfen beim Waschen, Baden, Anziehen, Lagern usw.
- Versorgung des Haushalts.

Die häusliche Krankenpflege wird vom Arzt dann verordnet, wenn dadurch ein Krankenhausaufenthalt verkürzt oder vermieden werden kann oder ein Krankenhausaufenthalt wegen mangelnder adäquater Einrichtung nicht möglich ist. Diese Maßnahme erfolgt jedoch nur für den kurzen befristeten Zeitraum einer akuten Erkrankung.

Die Behandlungspflege allein kann so lange verordnet werden, wie die medizinische Notwendigkeit besteht.

Österreich

Das Bundespflegegeldgesetz

Auf der Grundlage des Bundespflegegeldgesetzes haben die Personen, die Pensionen, Renten und vergleichbare Leistungen erhalten, einen Anspruch auf Pflegegeld. Nach gleichen Grundsätzen wird den Menschen, die nicht unter diese Regelung fallen, nach den Landespflegegeldgesetzen Pflegegeld gewährt.

Der Pflegebedürftige erhält ein abgestuftes, an seinem Bedarf orientiertes Pflegegeld dann, wenn ein ständiger Betreuungs- und Hilfebedarf auf Grund einer körperlichen, geistigen und psychischen Behinderung bzw. einer Sinnesbehinderung vorliegt und davon auszugehen ist, dass sie mindestens sechs Monate andau-

ern wird. Unter *Betreuung* ist dabei zu verstehen, dass der pflegebedürftige Mensch Hilfen bei der täglichen Versorgung, wie z.B. bei der Körperpflege, bei der Ausscheidung, bei der Einnahme von Mahlzeiten, benötigt. Unter *Hilfen* wird die Organisation im Haushalt z.B. Einkaufen, Reinigung der Wohnung verstanden. Viele Demenzkranke können diese Verrichtungen, wenn sie dabei eine Anleitung erhalten, noch durchführen. Dieser spezielle Pflegebedarf wird bei der Einstufung berücksichtigt.

Der zeitliche Umfang der Pflege wird in Bezug auf einen Monat erfasst. Die Einstufung erfolgt auf der Grundlage des individuellen Zeitbedarfs:

Stufe 1	mehr als 50 Stunden
Stufe 2	mehr als 75 Stunden
Stufe 3	mehr als 120 Stunden
Stufe 4	mehr als 160 Stunden

Für die Stufen 5 bis 7 müssen über einen Bedarf von 180 Stunden hinaus noch weitere Voraussetzungen erfüllt sein:

Stufe 5	Außergewöhnlicher Pflegeaufwand
Stufe 6	Notwendigkeit zeitlich unkoordinierbarer Betreuungsmaßnahmen regelmäßig während des Tages und der Nacht oder dauernde Anwesenheit einer Pflegeperson bei Tag und Nacht, bei bestehender Wahrscheinlichkeit der Eigen- oder Fremdgefährdung
Stufe 7	Unmöglichkeit von zielgerichteten Bewegungen der Arme und Beine mit funktioneller Umsetzung oder vergleichbarer Zustand

Die Einstufung erfolgt auf der Grundlage der medizinischen Gutachten. Ansprechpartner für die Untersuchung, die Einstufung und auch die Auszahlung des Pflegegeldes sind die verschiedenen Versicherungsträger, die auch für die Pensionen und Renten zuständig sind. Man muss sich deshalb an die Pensionsversicherungsanstalt, das Bundespensionsamt oder das Bundes-

sozialamt wenden, je nachdem, wer für den Angehörigen die Rente oder Pension zahlt.

Menschen, die Ansprüche auf Leistungen nach den Landespflegegeldgesetzen haben, müssen den Antrag bei der Gemeinde, dem Magistrat oder der Bezirkshauptmannschaft stellen.

Bei stationärer Versorgung in einem Pflegeheim geht das bestehende Pflegegeld an das Heim über, ergänzt durch einen vom Einkommen abhängigen Eigenanteil.

Schweiz

Die Krankenversicherung

Die notwendigen Kosten für psychiatrische bzw. psychogeriatrische Grundpflege im ambulanten Bereich werden von den Krankenversicherern übernommen. Ob eine Notwendigkeit besteht und in welchem Umfang diese Leistungen erbracht werden müssen, wird durch den behandelnden Arzt abgeklärt und angeordnet. Die Anordnungen werden für maximal sechs Monate ausgestellt und können im Bedarfsfall wiederholt werden.

Der Arzt setzt die Pflegebedarfsstufen fest, auf deren Grundlage dann die Pflegedienste mit den Versicherern abrechnen.

Entsprechend wird auch bei einer Heimunterbringung verfahren.

Tipps

Für das Zusammenleben mit verwirrten alten Menschen wollen wir im Folgenden ein paar nützliche Stichwörter geben. Sie machen für pflegende Angehörige und für Pflegeprofis einiges im Alltag leichter.

Freizeit

Auftanken zu können ist die erste und entscheidende Regel. Alles ist erlaubt, was Spaß macht: Sport bis Theater, Spaziergänge bis Einkaufsbummel. Wichtig ist nicht die Zeitdauer, sondern die Regelmäßigkeit und Intensität der Kraft spendenden Pausen.

Kontakte zu Freunden sollten bewusst gepflegt werden. Für einen Anruf, einen Brief oder einen kurzen Besuch auf eine Tasse Kaffee muss Zeit vorhanden sein. Sonst verliert man über die konzentrierte Beschäftigung mit dem Alzheimer-Kranken nur allzu leicht den Kontakt zu den anderen und damit auch zu normalen Alltagsproblemen. Das ist der erste entlastende Schritt zur Vorbeugung tief greifender Erschöpfungszustände.

Arbeitsteilung

Die Belastungen müssen auf mehrere Personen verteilt werden. In der Familie, mit Freunden und Nachbarn, die ihre Hilfe anbieten, sollten die Aufgaben fest vergeben werden. Die Person, die im Wesentlichen die Pflege leistet, sollte zumindest entlastet sein von schlichten Haushaltsarbeiten. Putzen, Einkaufen, Bügeln können andere übernehmen.

Arbeitsteilung heißt auch: Hilfe von Profis annehmen, die bei bestimmten pflegerischen Maßnahmen zu festgelegten Zeiten kommen. Beim Baden zum Beispiel ist es entlastend, wenn eine zweite Person hilft und etwa auch hilfreiche Handgriffe zeigen kann.

Wenn man sich die Arbeiten teilen kann, heißt das für den Alzheimer-Kranken: Er kann über lange Zeit in seiner Familie leben, ohne dass pflegende Angehörige chronisch überfordert sind.

Für professionell Pflegende heißt Arbeitsteilung Teamarbeit: Die Kollegen können einspringen, wenn man mit einer bestimmten pflegerischen Situation nicht mehr zurechtkommt. Auch ein Profi darf mal sagen: »Ich kann heute nicht die Geduld aufbringen, Frau Johannsen zu betreuen.«

Ebenso wichtig ist es, als Bezugsperson für bestimmte Bewohner oder Patienten da zu sein. Aber die Zuordnung sollte ausgewogen sein, sodass jeder im Team sowohl schwer pflegebedürftige Menschen betreut als auch weniger kranke.

Geldmittel

Unter den Verwandten sind finanzielle Absprachen zu treffen. Wird die Rente des Alzheimer-Kranken zum Haushaltsgeld genommen, weil er im Haushalt mit lebt und auf diese Weise anteilig für Miete und Verpflegung zahlt? Bei mehreren pflegenden Kindern ergeben sich oft Aufgabenteilungen: Einer erbringt die Pflege, der andere Sachleistungen.

Finanzielle Hilfen der Krankenkassen und des Sozialamtes ausschöpfen! Die Pflegeversicherung in Deutschland hat einiges verändert. Wichtig ist es, den Antrag auf Leistungen aus der Pflegeversicherung bei der Pflegekasse zu stellen. Wenn dann der »Medizinische Dienst« zur Begutachtung kommt, sprechen Sie auch allein mit dem Gutachter, da der Kranke möglicherweise einen geordneteren Eindruck bei ihm hinterlässt, als es im Alltag der Fall ist. Denn von der korrekten Einstufung hängt die Höhe der Zahlungen ab. Bei jeder Veränderung der Pflegesituation sollten Sie sofort einen Antrag stellen, da rückwirkend keine Leistungen gewährt werden.

Wissen

Helfer werden zum Experten für »ihren« Kranken: Informationen über Krankheitsbild, Verlauf, aktivierende Pflege helfen, gelassener und Kraft sparender die Betreuung des Alzheimer-Kranken zu organisieren und durchzuführen. Broschüren, Bücher, Vorträge zum Thema informieren ebenso wie gezielte Beratungsgespräche und Nachfragen bei Fachleuten.

Mit wachsender Kompetenz wird man souveräner mit schwierigen Situationen umgehen können. Das heißt auch, man wird

früher bzw. rechtzeitiger Aufgaben delegieren und sich Hilfen holen. Das gilt besonders für die professionellen Helfer.

Regelmäßiger Besuch von Fortbildungsveranstaltungen vermittelt einen aktuellen Wissensstand und erweitert den »Horizont« im Austausch mit Kollegen aus anderen Einrichtungen.

Sich abgrenzen

Pflegende sind verschiedenen Ansprüchen ausgesetzt. Die Familie will versorgt werden – wie immer; der Haushalt muss in Ordnung gehalten werden – wie immer usw. Die Betreuung des Kranken nimmt sehr viel Kraft und Zeit in Anspruch. Zeitdruck wird zu einem wesentlichen Problem. Bis man plötzlich merkt: »Hilfe, ich gehe unter. Ich komme gar nicht mehr vor. Ich funktioniere nur noch wie aufgezogen.« Das schlechte Gewissen, all diesen Ansprüchen nicht ausreichend gerecht zu werden, stellt sich als zusätzlicher Druck ein.

Sich abgrenzen, das ist eine mögliche Strategie. Wenn man sein Bestes gibt, dann braucht man kein schlechtes Gewissen zu haben. Alle diejenigen, die einem das schlechte Gewissen vermitteln, sind sicher nicht bereit die Rollen zu tauschen.

Merke Stellen Sie das klar und rechtfertigen Sie sich nicht dafür, wenn Sie in den Augen der anderen den Ansprüchen nicht gerecht werden.

Eine weitere Strategie ist, seine Gefühle zu akzeptieren, ohne sofort ein schlechtes Gewissen zu haben. Es ist normal, dass man mal wütend oder aggressiv reagiert oder dass man innerlich rebelliert. »Ich kann das nicht mehr und ich will das nicht mehr!«, sagt man dann, wenn der Kranke zum wiederholten Male die Toilette nicht findet oder die Zähne verschwunden sind. Bei allem Bemühen um Geduld gibt es Grenzen der Belastbarkeit. Nehmen Sie diese Gefühle als Zeichen für sich selbst, jetzt etwas für sich zu tun.

Merke Gehen Sie mit sich selbst gut um!

Es gibt eine Reihe von Signalen, die eindeutige Hinweise auf eine wachsende Erschöpfung sind. Man reagiert gereizt, hat »nah am Wasser gebaut« oder schreit die Kinder oder den Kranken an. Andere bekommen Magenschmerzen, sind verspannt im Rücken oder bekommen sogar einen Hexenschuss. Sie haben plötzlich immer wieder Kopfschmerzen, die Glieder fühlen sich schwer an oder sie schlafen schlecht. Das sind Beispiele für Warnsignale des Körpers. Sie müssen ernst genommen werden.

Pflegende müssen gut mit sich umgehen und versuchen, sich bewusst etwas Gutes zu tun. Eine Möglichkeit ist der tägliche Mittagsschlaf; er lohnt sich, auch wenn es nur eine halbe Stunde ist. Die Entspannung ist wichtig; die Seele baumeln lassen und auftanken.

Man kann sich auch von Zeit zu Zeit Massagen und Fangopackungen verschreiben lassen. Vielen fällt es leichter, sich abzugrenzen, wenn sie »einen Termin« haben, um sich einmal herauszuziehen und andere zu bitten, bei der Pflege und Versorgung eines Kranken zu helfen.

Wieder andere nutzen ihren regelmäßigen Friseurtermin, um sich verwöhnen zu lassen. Oder besuchen einen Volkshochschulkurs »Entspannungstraining«; dabei lassen sich gleichzeitig Kontakte knüpfen. Das ist wichtig: Angehörige, die einen Alzheimer-Kranken betreuen, geraten schnell in eine Isolation. Freunde ziehen sich zurück, weil sie verunsichert sind durch die veränderte Situation oder weil man nicht mehr spontan Einladungen annehmen kann.

Merke Fahren Sie von Zeit zu Zeit ein Wochenende lang weg, etwa mit einer guten Freundin.

Wenn es der Arzt rät, kam man eine Kur beantragen und dann besprechen, wo bzw. von wem der Alzheimer-Kranke für die

Zeit der Abwesenheit betreut wird. Kann ein Familienmitglied die Aufgaben übernehmen? Ist eine Kurzzeitpflege die Alternative?

Das alles sind nur Beispiele. Entscheidend ist, dass sich jeder nicht bis zur totalen Erschöpfung aufopfert. Damit, dass jemand krank wird oder mit einem Erschöpfungszustand zusammenbricht, ist auch niemandem geholfen.

Als Angehöriger muss man gezielt Pausen einplanen, um sich von der 24-Stunden-Betreuung des Kranken zu erholen. Profis können das über den geregelten Dienstplan lösen, wenn sie lernen, »die Tür hinter sich zuzumachen«. Der Feierabend gehört dem Pflegenden.

Gespräche

Ein hilfreiches Angebot, um sich zu entlasten, sind Gespräche. Die Palette der Gesprächsmöglichkeiten ist vielfältig: Man muss sich die Gesprächspartner suchen, die einem im Moment gut tun. Einem Freund kann man sich anvertrauen und zeigen, wie schwach man sich fühlt; er lässt sich ein, hört zu und tröstet. Man darf sich verstanden und aufgehoben fühlen.

Ein Seelsorger kann im Gespräch einen neutralen Standpunkt einnehmen. So lassen sich gemeinsam Distanzierungsmöglichkeiten suchen.

Eine Beraterin – Krankenschwester, Sozialarbeiterin oder Altenpflegerin – hilft in konkreten Fragen, Lösungen für Alltagsprobleme zu finden.

In der Angehörigengruppe trifft man auf Menschen, die ähnliche Probleme haben wie man selbst: Schon das Gefühl, verstanden zu werden und nicht allein betroffen zu sein, tut gut.

Für die Profis gibt es weitere Entlastung durch verschiedene Gesprächsmöglichkeiten, die im Tagesablauf eingeplant sind. Das sind die Dienstübergaben und die etwa wöchentlich stattfindenden Teamgespräche. Sie sollten für einen offenen Austausch ge-

nutzt werden. Aus den verschiedenen Meinungen, Beobachtungen und Erfahrungen, die zusammengetragen werden, entwickelt man das therapeutische Vorgehen. Richtig genutzt geben Teamgespräche Sicherheit für das eigene Handeln.

Es kommt vor, dass man nicht weiterweiß. Alle Bemühungen scheinen immer in die gleiche Sackgasse zu führen. Fallbesprechungen und Supervision sind gezielte Gesprächsmethoden, die hier weiterhelfen können. Selbst der Umgang mit »schwierigen« Bewohnern bzw. Patienten überfordert den Einzelnen nicht, wenn man die Verantwortung gemeinsam trägt, Probleme offen anspricht und das eigene Handeln reflektiert.

Grenzfälle – Rechtsfragen bei der Pflege altersverwirrter Menschen

Betreuungen einrichten?

Beispiel

Damit hatte die Familie nun doch nicht gerechnet. Völlig unbedenklich hatte Frau Liebsch ihren Schwiegervater vom Hof fahren sehen. Er fuhr eigentlich jeden Tag irgendwohin und er ist noch rüstig mit seinen 90 Jahren.

Aber jetzt steht die Polizei vor der Tür. Die beiden Beamten drucksen zuerst herum: »Mit Ihrem Schwiegervater ist etwas passiert.« Frau Liebsch merkt, wie ihr Gesicht erstarrt und ihr die Tränen hochsteigen. »Nein, es geht ihm gut. Er ist ins Krankenhaus gebracht worden, nur zur Beobachtung.« Erleichterung.

Die beiden Beamten erzählen: Der Schwiegervater war bereits auf dem Heimweg vom Nachbarort, als er im Dunkeln eine enge Kurve in einer viel befahrenen Ortsdurchfahrt zu spät erkannte. Das Auto trug ihn aus der Rechtskurve auf die Gegenfahrbahn

und er rammte zwei entgegenkommende Autos. »Zum Glück sind auch die andern Insassen nur leicht verletzt.«
Aber sie sind doch verletzt, denkt Frau Liebsch. Sie hört sich gleichsam mechanisch sagen, weil ihr der Schreck doch in die Glieder gefahren ist: »Ich wusste es. Irgendwann musste es mal passieren. Warum fährt er immer noch Auto?« Sie macht eine kleine Pause. »Aber er braucht die Beweglichkeit. Er war immer selbstständig als Landwirt, fuhr noch vor zwei Jahren auf dem Mähdrescher. Es ist doch sein Hof, sein Betrieb.«
Sie und ihr Mann fahren gleich ins Krankenhaus. Dem Schwiegervater geht es gut, sie können ihn gleich wieder mitnehmen. Aber auch der Arzt gibt einen Wink: »Muss er denn noch Auto fahren?«
Sie zucken beide mit den Achseln. Wie sollen sie damit umgehen? Sie wissen durchaus, dass der alte Mann, der sich sonntags gern den Lodenmantel umhängt und zu einer befreundeten Familie ins Nachbardorf fährt, schlecht sieht, vor allem, wenn es draußen dämmert. Sie erinnern sich jetzt auch, dass er gelegentlich Orientierungsprobleme hat, nicht weiß, welche Strecke er fahren will. »Mir ist schon mal Angst und Bange geworden, wenn ich ihn so forsch auf die Kreuzung zur Bundesstraße habe zufahren sehen.« Aber ihn dazu zu bewegen, den Führerschein abzugeben, das haben beide bisher nicht übers Herz gebracht.
Immer wieder sagen sie sich, er brauche seine Selbstständigkeit. Sie fürchten seinen Ärger, wenn sie ihn zur Abgabe des Führerscheins überreden sollen.

Das ist kein Einzelfall. Die meisten der verwirrten alten Menschen besitzen heute einen Führerschein. Sie haben ihn in den Zeiten der Währungsreform und des beginnenden Wirtschaftswunders unter finanziellen Opfern gemacht. Mit dem Auto ist verbunden, was sie sich an beruflicher Selbstständigkeit und am Aufstieg erarbeitet haben. Daran hängt ihre Erinnerung, gerade im Alter. Das repräsentiert noch heute der Führerschein.

Aber die Fahrtüchtigkeit nimmt ab. Die Orientierung fehlt. Es fehlt die Fähigkeit, die komplizierte Maschine des Autos zu beherrschen.

Einfach wegnehmen kann man jemandem den Führerschein nicht. Was also tun? Zum Vormundschaftsgericht gehen? Der Richter erklärt sich für nicht zuständig. Folglich bleibt nur der Gang zur Führerscheinstelle des Ordnungsamtes. Hier muss geklärt werden durch Untersuchungen und Atteste etwa vom Amtsarzt, ob ein alter Mensch noch fahrtüchtig ist. Aber es bedarf eines Hinweises, damit die Behörde tätig wird. Das kann ein Polizeibericht von einem Unfall sein oder die Nachricht eines Arztes oder eines Sozialarbeiters.

Dieser Gang fällt Angehörigen nicht leicht, vor allem dann nicht, wenn am Ende herauskommt, wer der Behörde den Hinweis gegeben hat. Hier können die so genannten Betreuungsbehörden helfen. Welches die zuständige Betreuungsbehörde ist, muss man erfragen bei der Stadtverwaltung oder beim Kreis. Das können die Sozialämter sein oder die so genannte Familienhilfe oder es gibt eine spezielle »Altenhilfe« in einer Verwaltung. Das Problem ist, zu einem Mitarbeiter vorzudringen, der auch tatsächlich beraten kann und will und der nicht spröde am Telefon wieder auf die Führerscheinstelle verweist. Zuweilen können erfahrene Leiterinnen und Leiter von Altenclubs oder Sozialarbeiter in Alteneinrichtungen sagen, wie so ein Verfahren vor sich geht. Eine Hilfe können auch Betreuungsvereine sein. Sie sind entstanden im Zuge der ersten großen Reform des vormals so genannten Pflegschaftsrechts oder Vormundschaftsrechts. Heute spricht man vom Betreuungsrecht.

Eine Hilfe ist, so ungewöhnlich das klingt, auch das Internet. Wer allerdings im Internet recherchiert, muss sorgfältig die Informationen bewerten und über die Zuverlässigkeit der Quelle etwas wissen, denn jeder kann irgendwelche Seiten ins Internet stellen. Die Informationen müssen nicht unbedingt auch quali-

tativ ausreichend sein. Es gibt einige Behörden mit speziellen Internetseiten zum Betreuungsrecht, etwa Stadtverwaltungen oder Ministerien mit eigener Homepage, und es gibt den Vormundschaftsgerichtstag (www.vgt-ev.de), der eigene Informationen anbietet; dazu gehört auch das Betreuer-Netz (www.betreuer-netz.de). Aufsätze mit neuesten Informationen stellen gelegentlich auch Akademien ins Internet oder Autorinnen und Autoren.

Die Mitarbeiter sollten zunächst nur beratend zur Verfügung stehen, um ein Problem mit den Betreffenden zu erörtern. Was ist zu tun, um zu prüfen, ob ein alter Mensch noch Auto fahren kann oder nicht? Und wie kann man möglichst schonend vorgehen? Sozialarbeiter haben darin durchaus Erfahrung, denn den Hinweis kann jeder geben und der Besuch eines Sozialarbeiters von der Familienhilfe bei einem alten Menschen ist unverfänglich. Wenn er den Eindruck hat, hier muss etwas geschehen, kann er der Führerscheinstelle einen Hinweis geben. Die muss allerdings dann »von Amts wegen« einschreiten und mit Hilfe von amtsärztlichen Gutachten neutral und sachlich vorgehen. Und das kann in begründeten Fällen dazu führen, den Führerschein einzuziehen. Aber es sind auch Auflagen denkbar, etwa Geschwindigkeitsbeschränkungen, sodass der Führerschein einstweilen nicht einbehalten wird.

Aber es gibt noch andere Wege? Auch das wird man mit dem Sozialarbeiter erörtern können. Viele alte Menschen spüren selbst, dass sie nicht mehr mit dem Auto zurechtkommen. Sie setzen sich folglich erst gar nicht ans Steuer. Die komplizierte Technik schreckt sie ab. Sie geben ihr Auto ab und greifen auf angebotene Alternativen zurück, sich bei Gelegenheit von Angehörigen oder Bekannten fahren zu lassen. Der Führerschein bleibt ihnen erhalten, aber sie nutzen ihn nicht.

Überhaupt – das gilt für alle Rechtsfragen – alle Möglichkeiten, gleichsam unterhalb der Schwelle behördlichen oder rich-

terlichen Eingreifens, sind den Juristen recht. Mit Geduld, Fantasie und einfühlender Argumentation lassen sich meistens Wege finden. Wie viele alte Menschen, die allein in ihrer vertrauten Wohnung leben, lassen sich eine warme Mahlzeit von einem Essensdienst nach Hause bringen und haben doch nie einen Auftrag dazu erteilt. Den gab die Tochter, die im Stadtteil nebenan wohnt. Streng genommen kann die Tochter nicht für die Mutter handeln, sie kann auch keine Verträge in ihrem Namen abschließen. Aber in solchen Alltäglichkeiten klappt es doch. Das Gleiche gilt für die Haus- und Familienpflegerin, die zweimal in der Woche für eine Stunde kommt, um das Bett zu beziehen und im Haushalt nach dem Rechten zu sehen.

Aber es gibt Grenzfälle und die müssen geregelt werden. Das Recht, das seit dem 1. Januar 1991 – mit einer Neufassung im Jahr 1999 – in Kraft ist, heißt »Betreuungsrecht«. Es hat seinerzeit das alte Vormundschafts- und Pflegschaftsrecht abgelöst. Folglich wird auch keine Pflegschaft mehr angeordnet, sondern es wird eine Betreuung eingeleitet und ein Betreuer bestellt. Bei dem Betreuungsrecht Deutschlands stand das so genannte Sachwalterrecht Österreichs Pate. Die alten Menschen sollen, so legt es das Betreuungsrecht nahe, auch tatsächlich von einer Person betreut werden, die ihnen persönlich bekannt ist, sie sollen aktiv am Verfahren teilnehmen können und insbesondere Maßnahmen, die ihre Bewegungsfreiheit einschränken, rechtlich überprüfbar geregelt wissen. Es sind differenzierte Regelungen möglich, und damit trägt das neue Recht der Tatsache Rechnung, dass immer mehr Menschen immer älter werden und dass eine moderne Altenpflege über gute Möglichkeiten der gezielten Unterstützung verfügt. Es muss nicht mehr der Ausspruch »Entmündigung« am Ende stehen. Bestimmte Rechte sind nach dem neuen Betreuungsgesetz kaum noch einzuschränken.

Eine Änderung des Betreuungsrechts trat am 1. Januar 1999 in Kraft. Es handelt sich um eine Fortschreibung der bisherigen

Regelungen. Die Änderungen betreffen im Wesentlichen Vorschriften für die so genannten Berufsbetreuer, die in eigener Praxis oder im Rahmen von Betreuungsvereinen tätig sind. Diese sollen Aufwendungen und Honorare nach festen Sätzen erhalten. In diesen Zusammenhang gehört auch die politische Diskussion um die gestiegenen Kosten, insbesondere durch die aufwendigen, freilich qualitativ recht anspruchsvollen Verfahren im Betreuungsrecht. Andererseits hat die schnelle Bestellung von Berufsbetreuern oder Verfahrensbetreuern (z.B. Rechtsanwälten) den Nachteil, dass das freiwillige und kostengünstige Engagement der Angehörigen nicht ausreichend gewürdigt wurde. Rechtssicherheit und Schutz der Betroffenen lautet der Leitsatz.

Um die Stellung der Angehörigen zu stärken, sollen immer mehr so genannte Vorsorgevollmachten eingeführt werden. Dabei handelt es sich um recht einfache Formulare, die von den Betroffenen möglichst frühzeitig ausgefüllt werden. Sie setzen einen nahen Angehörigen oder Freund als Vertrauensperson ein, der allerdings in Vollmacht nur dann handeln kann, wenn der Patient nicht mehr zu einer bewussten Entscheidung fähig ist. Die Stärkung des Freiwilligenengagements in Familie und Nachbarschaft soll den gestiegenen Kosten durch die zunehmende Zahl von Betreuungen durch Berufsbetreuer begegnen. Aber sie soll auch Konflikte verhindern, die zwischen Familienangehörigen und Berufsbetreuern entstehen und zu unglücklichen Situationen führen können. In der Vergangenheit ist Angehörigen sogar der Besuch bei Sterbenden verweigert worden. Eine Konsequenz ist beispielsweise, dass eine Berufsbetreuung leichter durch eine Freiwilligenbetreuung abgelöst werden kann. Dafür sind feste Kriterien vorgegeben, die dem Vormundschaftsgericht Anhaltspunkte geben.

Dennoch bleiben einige Aufgaben für die Zukunft: Nur schwer zu regeln mit dem bisherigen Betreuungsrecht sind komplizierte Beispiele. Die gibt es leider auch.

Betreuungsverfahren

Beispiel

Frau Giese ist eine engagierte Frau und sie hat es sich zur Aufgabe gesetzt, ihrer Schwiegermutter die letzten Jahre trotz Krankheit so angenehm wie möglich zu machen. Sie nimmt sie zu sich und geht bei allen Arzt- und Krankenhausgängen mit. Sie tritt als Sachwalterin ihrer Schwiegermutter auf, auch wenn keine formelle Betreuung eingerichtet ist, und sie diskutiert mit den Ärzten um die angemessenen medizinischen Maßnahmen und sorgt für hinreichend pflegerische Fürsorge im Krankenhaus. Ihr Mann ist beruflich ziemlich eingespannt; er ist am Wochenende zu Hause und besucht gegebenenfalls dann auch seine Mutter im Krankenhaus.

Doch dann tritt etwas ein, womit niemand gerechnet hat: Die alte Dame kann – was niemand sonst weiß – eine gleichsam »alte Rechnung« gegenüber ihrer Schwiegertochter begleichen. Sie spielt Ärzte und Pflegepersonal gegen ihre angeblich wenig fürsorgliche Schwiegertochter aus und erreicht, dass eine Betreuung eingerichtet wird mit einer alten Nachbarin als Betreuerin – und die wiederum sorgt für Distanz gegenüber der Familie des Sohnes. Sogar ein Umgangsverbot des Sohnes mit seiner Mutter wird ausgesprochen, unmittelbar vor dem Tod.

Hier fehlt die ausreichende Würdigung des Engagements der Familienangehörigen durch das Gericht. Ob es Regelungen geben kann, die von vornherein schlichtend wirken, lässt sich nicht sagen. Dennoch wird angesichts der steigenden Zahl von Betagten leider auch die Zahl derartiger Streitfälle steigen. Die nächste Reform steht sicher ins Haus.

In der Schweiz bietet das Zivilgesetzbuch einen rechtlichen Rahmen. Die Kantone füllen diesen Rahmen mit einem Verwaltungsrecht und mit Ausführungsbestimmungen sehr unterschiedlich aus. Deshalb lässt sich eine einheitliche Regelung immer nur für einen Kanton formulieren. Wichtig ist jedoch: Die

Zuständigkeit bleibt in jedem Fall gleich. Jede Gemeinde verfügt über ein Gemeindeamt und dieses richtet eine Vormundschaftsbehörde ein. Wie groß diese Behörde jeweils ist, das ist sehr unterschiedlich. Aber die Zuständigkeit beim Gemeindeamt bleibt. Dort bestehen auch nach wie vor die so genannten Amtsvormundschaften. Amtliche Betreuer sind für rund fünfzig Mündel zuständig, während nach deutschem Betreuungsrecht die Amtsvormundschaften – wo immer möglich – durch persönliche Betreuer, die ehrenamtlich tätig sind, oder durch Betreuer aus speziellen Betreuungsvereinen ersetzt werden. Sie sollen dann in Grenzfällen eingreifen können.

Beispiel

Ein Grenzfall ist es, wenn sich ein alter Mensch weigert, die Haus- und Familienpflegerin in die Wohnung zu lassen. »Ich brauche keine Hilfe«, so lautet das Argument der alten Dame. Ähnlich hat sie ihre Tochter abgewiesen, dennoch klagt sie, dass sie ihre Wohnung nicht mehr sauber machen könne. Sie bleibt den ganzen Tag über im Bett liegen und die Familie hat den Eindruck, die Wohnung »verkomme«. »Dabei war sie doch früher so pingelig, wenn es um die Ordnung in der Wohnung ging.«

Ist das ein Fall für das Gericht? Die Auskunft der Richter fällt eindeutig aus: Nein. Sie würden keinen Betreuer einsetzen, der im Namen der alten Dame handelt. Ein Richter begründet: »Unordnung ist für sich genommen noch kein zureichender Grund, eine Betreuung einzuleiten. Erst wenn Hygiene und Gesundheit des alten Menschen betroffen sind, erlaubt das neue Recht einzugreifen.«

Ein weiterer Grenzfall ist ganz sicher die Auflösung der alten Wohnung. Frau Dölz wohnt seit 20 Jahren in ihrer Drei-Zimmer-Wohnung in einer Stadtrandsiedlung einer Großstadt. Sie hat dort ihre Bekannten und geht regelmäßig zum Altenclub. Aber im vergangenen Jahr hatte sie einen Oberschenkelhalsbruch, der nur schlecht verheilte, und seitdem hat sie auch zunehmend die

Orientierung verloren. Ihr Sohn und ihre Schwiegertochter, die sich in einem kleinen Ort außerhalb ein Haus gebaut haben, wollen sie jetzt zu sich nehmen. Frau Dölz ist auch bereit dazu, ohne dass sie weiß, wo sie jetzt lebt. Sie fühlt sich in dem neuen Zimmer durchaus wohl, zumal sie viele ihrer Möbel mitnehmen konnte. Aber sie denkt nach wie vor, sie lebe in ihrem angestammten Stadtteil.

Frau Dölz aber weiß gar nicht, warum sie eine Wohnungskündigung unterschreiben soll. Kann ihr Sohn das für sie erledigen? Sicher nicht. Die Wohnung gilt als so hohes Gut, dass die Kündigung und Auflösung durch das Gericht beschlossen werden muss. Immerhin könnte es ja sein, dass sich der Zustand von Frau Dölz bessert, die Ursachen der Verwirrung in der Medikation zu sehen sind, dann könnte sie nach einer Änderung wieder selbstständig leben wollen. Das muss geprüft werden. Folglich muss eine Betreuung eingeleitet werden. Und: Die Kündigung der Wohnung muss ausdrücklich vom Gericht genehmigt werden.

Das Verfahren klingt kompliziert, ist es aber in der Praxis nicht. In kurzen Stichworten lässt es sich so beschreiben:

- persönliche Anhörung des Betroffenen,
- Bestellung eines Verfahrenspflegers, falls nötig,
- Anhörung der Betreuungsbehörde und der Angehörigen,
- Sachverständigengutachten.

Das heißt zunächst: Die Anregung zum Verfahren kann jeder geben. Das Vormundschaftsgericht wird dann, wie oben schon gesagt, »von Amts wegen« tätig, wenn ihm Sachverhalte bekannt werden, die eine Betreuung nötig machen könnten. Mehr als eine Anregung kann es deshalb auch nicht sein, was Sohn oder Schwiegertochter tun. Einen förmlichen Antrag kann nur der Betroffene selbst stellen ebenso ihn wieder zurückziehen.

Das Vormundschaftsgericht muss nun die Tatsachen in Erfahrung bringen, die Grundlage für die spätere Entscheidung für oder gegen die Betreuung sind. Dazu gehört – und das ist ein im

Grundgesetz verankertes Recht –: Der Betroffene muss angehört werden, und zwar mündlich. Es gibt nur äußerst wenige Fälle, in denen ein Richter auf diese persönliche Anhörung verzichten darf.

Die Anhörung kann im Gericht, sie kann aber auch auf Wunsch des Betroffenen in dessen vertrauter Umgebung, in der Wohnung oder im Altenheim, stattfinden. Es gibt gute Gründe, beide Möglichkeiten offen zu halten, denn manche alte Menschen fühlen sich nur in ihrer vertrauten Umgebung sicher genug, um mit einem ihnen fremden Richter zu sprechen. Andere möchten vermeiden, dass Nachbarn von einem eingeleiteten Verfahren erfahren, und ziehen deshalb den Gang ins Gerichtsgebäude vor.

Dort sind sie nicht allein. Neben dem Richter, Protokollführer und Sachverständigen können die Betroffenen vertraute Personen ihrer Wahl mitbringen: Verwandte, ihren Rechtsanwalt oder einen – besonders bestellten – Verfahrenspfleger. Die Sitzung ist nicht öffentlich, d.h., wer nicht dabei sein soll, wird auf Wunsch des Betroffenen rausgeschickt.

Und dann geht es darum, einen persönlichen Eindruck vom Betroffenen zu gewinnen, zu erfahren, welche Angelegenheiten er nicht mehr allein regeln kann, welche Hilfen ohne Gericht bereits eingeleitet wurden, und darum, mit dem Betroffenen zu besprechen, wie der weitere Gang des Verfahrens ist und ob er Vorschläge hat, wer in Zukunft sein Betreuer sein könnte. Auf diese Vorschläge soll, so heißt es im Gesetz, der Richter eingehen, es sei denn, es stehen gewichtige Gründe dagegen, etwa wenn dem vorgeschlagenen Betreuer für komplizierte Vermögensangelegenheiten die Sachkenntnis fehlt.

Der Betroffene kann auch vor Jahren eine »Betreuungsverfügung« verfasst haben, dass seine Tochter und sein Schwiegersohn die Betreuung übernehmen sollen (auch zwei Betreuer sind erlaubt, sie handeln dann gemeinschaftlich). Darauf ist einzugehen, sofern sich der Betroffene im Verfahren nicht anders äußert.

Im obigen Beispiel steht das Aufenthaltsbestimmungsrecht im Mittelpunkt, also die Frage, wo die Mutter leben soll, wenn sie selbst dies nicht mehr überblickt, und die Frage nach Kündigung der bisherigen Wohnung.

Danach muss ein Gutachten eingeholt werden. Es reicht nicht die kurze Notiz eines Arztes, sondern der Richter bestellt als Gutachter einen Arzt, der in der Psychiatrie erfahren sein muss oder ausgewiesener Arzt für Psychiatrie ist. Er unterhält sich mit dem betroffenen alten Menschen, untersucht ihn und gewinnt durch gezielte Fragen und geeignete Tests ein begründetes Bild vom Betroffenen. Sein Gutachten muss dies dokumentieren und für den Richter – auch das ist wichtig – nachvollziehbar machen.

Am Ende steht ein Beschluss des Gerichts. Dieser Beschluss muss dem alten Menschen erläutert werden, entweder in seinen eigenen vier Wänden oder im Gerichtszimmer. Lautet der Beschluss auf Einrichtung einer Betreuung, folgt noch eine weitere wichtige Ergänzung: Wer übernimmt die Betreuung? Am besten ist es, und viele Gerichte halten es auch so, dass der künftige Betreuer gleich mitkommt und er dem Betroffenen vorgestellt werden kann. Denn der Betreuer soll eine regelmäßige Beziehung zu dem Kranken unterhalten, ihn auch tatsächlich betreuen und mit ihm Kontakt halten.

Die Anforderungen an Betreuer sind hoch. Sie sollen im Sinne des Betroffenen handeln und sein Wohl im Auge behalten. Aber freiwillige Betreuer sind rar. Deshalb ist eine rechtzeitige Vorsorge hilfreich. In einer Vorsorgevollmacht kann eine Person benannt werden, die für den Betroffenen handelt, wenn dieser dazu nicht mehr fähig ist.

Merke Formulare und Erläuterungen gibt es zum Beispiel unter dem Bezug »Christliche Patientenverfügung« über das Kirchenamt der Evangelischen Kirche in Deutschland, Herrenhäuser Straße 12, 30419 Hanno-

ver, und über das Sekretariat der Deutschen Bischofskonferenz, Kaiserstraße 163, 53113 Bonn. Im Buchhandel sind weitere Formulare unterschiedlicher Autoren zu bekommen (siehe Literatur).

Es gibt auch so genannte Betreuungsvereine. Unter ihrem Dach finden sich Berufsbetreuer – etwa ein Sozialarbeiter – und ehrenamtliche Betreuer zusammen, erhalten Aus- und Fortbildung und können Fragen gemeinsam besprechen. Berufsbetreuer, die gegen Honorar tätig werden, können auch in eigener Praxis oder in einer Gemeinschaftspraxis arbeiten. Die Betreuung können entweder die Einzelpersonen übernehmen, die dann eine Urkunde auf ihren Namen erhalten, oder sie wird vom Verein übernommen. Die Richter sind gehalten, zuerst Einzelpersonen zu benennen, weil der persönliche Kontakt von Betreuer und Betreutem gewollt ist. Amtsbetreuungen, wie früher die Amtspflegschaften, bei denen der Mitarbeiter des Sozialamtes mehrere hundert Menschen betreute, sollen die absolute Ausnahme werden, denn dann kann ein Mitarbeiter keinen persönlichen Kontakt mehr zu seinen Betroffenen halten.

Die Kosten für die Betreuung werden aus den finanziellen Mitteln des Betreuten bestritten. Es gibt eine sehr geringe jährliche Aufwandsentschädigung und den Ersatz von Auslagen. Für Berufsbetreuer gibt es feste Honorarsätze. Wo kein Geld zur Verfügung steht, übernimmt die Staatskasse die Kosten. Doch hält sich der Staat an die Angehörigen und prüft, ob diese die Kosten für die Betreuung übernehmen können. Um Kosten zu sparen, gilt der Grundsatz, dass komplizierte Betreuungen, die spezielle Kenntnisse beispielsweise bei der Vermögensverwaltung erfordern, durch Berufsbetreuer wahrgenommen werden, während sonst so viele Betreuungen wie möglich von Freiwilligen aus dem Umfeld der Betroffenen übernommen werden sollten. Meistens handelt es sich dabei um engste Familienangehörige.

Auf Sachkunde sind die Richter angewiesen. Wo eine Vermögensbetreuung nötig ist, muss jemand in solchen Geschäften bewandert sein. Dann kann etwa ein Steuerberater gefragt werden. Sind Rechtsangelegenheiten zu regeln, ist ein Rechtsanwalt sinnvoll. Sie bekommen ihr Geld nach den gesetzlichen Kostensätzen.

Es kann durchaus notwendig sein, für einen Betreuten zwei Betreuer zu bestellen.

Beispiel

Eine alte Dame soll in ein Heim umziehen. Um die Details und die Organisation kümmert sich eine Erzieherin, die zwei kleine Kinder hat und sich um die persönliche Situation der alten Dame kümmern möchte. Gleichzeitig muss aber ein Erbteil geltend gemacht werden, weil ein Onkel die Dame im Testament bedacht hatte und die Erzieherin die jetzt notwendigen Auseinandersetzungen nicht überblickt. Dafür wird nun ein Rechtsanwalt bestellt, der nur diese Aufgabe übernimmt. Manche Gerichte neigen dazu, grundsätzlich zusätzliche Verfahrenspfleger – etwa bei Fragen der Heimunterbringung einen Rechtsanwalt – zu bestellen. Das hat die Konsequenz, dass die Betreuten zusätzlich die Kosten für den Verfahrenspfleger tragen müssen.

Das Betreuungsrecht lässt sich auf wenige Leitlinien zusammenfassen.

Umfang und Dauer: Der Umfang einer Betreuung soll genau beschrieben sein. Es gibt dabei Rechte, die dem Betroffenen nicht genommen werden können, etwa das Recht, ein Testament abzufassen oder die Ehemündigkeit sowie – in der Regel – das Wahlrecht. Nur dann, wenn der Beschluss »Alle Angelegenheiten« einschließt, ist auch das Wahlrecht eingeschränkt. Außerdem enthält der Beschluss des Gerichts eine Frist, in der der Beschluss erneut überprüft werden muss. Längstens fünf Jahre kann eine Betreuung unüberprüft bleiben.

Einzelmaßnahmen: Das Betreuungsrecht regelt, wie mit dem

Vermögen eines Betroffenen umzugehen ist, und gegebenenfalls Eingriffe in die Freiheitsrechte eines alten Menschen. Wenn ein verwirrter alter Mensch im Pflegeheim lebt und dort im Rollstuhl tagsüber fixiert werden soll, damit er nicht fällt, dann sind das Eingriffe, die durch das neue Recht geregelt sind. Das Gleiche gilt für den Fall, dass ein alter Mensch das Gebäude nicht selbstständig verlassen kann. Diese Maßnahmen müssen einzeln vom Gericht genehmigt werden und sie müssen längstens nach zwei Jahren erneut überprüft werden; geschieht das nicht, gelten sie als aufgehoben.

Betreuer: Der Beschluss des Gerichts, eine Betreuung einzurichten zum Beispiel mit dem Umfang der Bestimmung des Aufenthaltes, enthält zugleich den Namen des Betreuers. Bislang wurde zuerst der Beschluss vom Gericht gefasst und der Rechtspfleger setzte erst später einen Betreuer ein. Der Grund dafür ist: Die alten Menschen sollen gleichzeitig mit dem für sie einschränkenden Beschluss erfahren, an wen sie sich in Zukunft wenden können.

Regelungsstufen: Das Betreuungsrecht enthält gleichsam mehrere Stufen des Regelungsbedarfs. Grundlage der *ersten Stufe* ist der Fall, dass der Betroffene seine Angelegenheiten selbst überblicken und regeln kann. Alle Möglichkeiten der Hilfen und Unterstützung durch Familienangehörige, Nachbarn, alle Möglichkeiten der begleitenden Dienste in den eigenen vier Wänden sollen ausgeschöpft werden. Hier greift auch das Recht nicht regelnd ein. Auch wenn ein alter Mensch von seiner Familie gepflegt und unterstützt wird, soll das nicht gleich durch einschränkende Rechtsvorschriften geregelt werden. Wie Angehörige mit einem verwirrten alten Menschen umgehen können, das werden sie aus ihrer praktischen Erfahrung selbst herausfinden. Unterstützt werden soll dies durch begleitende Dienste wie Sozialstationen, Essensdienste und ambulante Therapien.

Die *zweite Stufe* beinhaltet die Einrichtung einer Betreuung,

wenn zum Beispiel ein Heimaufenthalt notwendig wird oder wenn ein Angehöriger finanzielle Angelegenheiten im Namen des Betroffenen regeln will. Kann dies nicht durchgeführt werden, weil der Betroffene nicht einwilligt oder weil er die Tragweite einer Entscheidung nicht überblickt oder weil er etwa bei Kontoführungen zuvor keine Vollmacht erteilt hat, dann muss eine Betreuung eingerichtet werden. Diese beschreibt dann nur jene Aufgabe, die ein Betreuer – etwa ein Familienangehöriger – für den Betroffenen regeln darf, beispielsweise Vermögensangelegenheiten oder die Bestimmung des Aufenthaltes oder die Einwilligung in medizinische Behandlungen. Nur darauf bezieht sich das Handeln des Betreuers.

Die *dritte Stufe*, und das ist wichtig, betrifft die ethischen Grenzen des Handelns, wo in jedem Fall zusätzlich das Gericht gefragt werden muss, auch wenn zuvor schon eine Betreuung bestand. Das sind dann die einschneidenden Maßnahmen, etwa die Unterbringung in einer geschlossenen Abteilung eines Pflegeheimes oder die Fixierung eines alten Menschen im Rollstuhl oder im Bett, wenn sie denn regelmäßig und auf Dauer passiert. Die persönliche Freiheit eines Menschen gilt als so hohes Rechtsgut, dass Einschränkungen genehmigt werden müssen. Das Gleiche gilt für die Kündigung von Mietverträgen, den Abschluss von Verträgen, die rechtliche Bindungen von mehr als vier Jahren vorsehen, von Vermietungen von Wohnraum (auch dann, wenn der Betroffene sie zuvor nicht bewohnte!), von Verfügungen über Forderungen und Wertpapiere über eine bestimmte Summe hinaus. Über andere Fälle geben Fachbücher und Fachdienste Auskunft.

Genehmigungen müssen, zum Beispiel für freiheitsbeschränkende Maßnahmen, auch dann eingeholt werden, wenn ein alter Mensch im Heim lebt. Da stellen Angehörige fest, bei Besuchen sitzt die Mutter im Rollstuhl, vor sich einen Tisch befestigt. Der Kaffee ist lange getrunken. Nachfragen ergeben: Der Tisch

am Rollstuhl sei nötig, damit ihre Mutter nicht falle. Das klingt logisch. Passiert das aber regelmäßig jeden Tag oder jedenfalls häufiger? Dann ist ein besonderer Gerichtsbeschluss notwendig, der diese Maßnahme genehmigt, denn der alte Mensch kann den Tisch vom Rollstuhl nicht lösen und kann nicht selbstständig aufstehen. Diese Maßnahme schränkt die Freiheit ein, muss also genehmigt werden.

Das Gleiche gilt für Fixierungen etwa im Bett oder wenn ein verwirrter alter Mensch tagsüber die Haustür nicht öffnen kann. Manche Schließanlagen sind so raffiniert ausgeklügelt, dass sie sich von außen öffnen lassen, aber für einen alten Menschen von innen nicht, etwa weil nur ein versteckter Knopf die Elektrotür öffnet. Das darf ohne gerichtliche Überprüfung nicht sein. Und die Richter sind mittlerweile sehr vorsichtig, wenn sie freiheitsbeschränkende Maßnahmen beschließen sollen. Sie lassen sich die einzelne Maßnahme beschreiben und in jedem Einzelfall begründen. Die alte Dame muss tatsächlich schon mal fast aus dem Rollstuhl gefallen sein, ohne gehfähig zu sein, damit die Fixierung im Rollstuhl genehmigt werden kann. Der bloße Verdacht, es könnte ihr ja mal etwas passieren, reicht nicht aus.

Das Betreuungsrecht soll eine Hilfe darstellen, und zwar zuerst für die betroffenen alten Menschen und für ihre Angehörigen.

Beispiel

Die alte Dame hatte sich ihr Kostüm aus dem Schrank geholt und einen vornehmen Hut aufgesetzt. Sie hatte nämlich ein Schreiben von der Bank erhalten, in dem sie zum Gespräch gebeten wurde. »Diese Überweisung kommt uns merkwürdig vor«, der freundliche Bankangestellte hielt die Kopie einer Überweisung in der Hand. »Die Firma existiert so nicht mehr. Die Kontonummer gehört einem andern Inhaber.« Er fragte vorsichtig, ob sich die Dame daran erinnern könne, was sie gekauft habe. Sie überlegte und sah sich die Überweisung an: »Möbel« stand darauf. »Aber diese Firma verkauft keine Möbel mehr, deshalb kam die Über-

weisung zu uns zurück.« Die Dame überlegte weiter. »Neulich war ein Vertreter bei mir. Dafür brauchte ich das Geld. Ich lege mir doch immer einen Notgroschen hin. Man kann ja nie wissen.« – »Was hat Ihnen der Vertreter denn verkauft?« Die Dame überlegte immer noch. Jetzt fiel ihr der Zusammenhang ein: »Ich brauchte doch neue Möbel. Die habe ich auch bekommen.« Und sie erklärte: »Wissen Sie, ich bin doch ausgebombt worden. Alle Möbel, die ich von meinen Eltern hatte, sind verbrannt. Dafür musste ich doch Ersatz haben.«

Das klingt alles in sich logisch. Nur, das Ereignis liegt 50 Jahre zurück. Offenbar hat die Dame jetzt keine Möbel gekauft. Sie lebt in dieser Vergangenheit und handelt auch aus ihr heraus. Ob tatsächlich ein Geschäft abgeschlossen worden war und vor allem welches, das war vom Bankschalter aus nicht mehr zu klären.

Die alte Dame war offensichtlich verwirrt. Und es stellt sich die Frage nach einer Betreuung in Vermögensangelegenheiten. Auch Bankangestellte können Angehörige informieren oder die Betreuungsbehörde, etwa die Familienhilfe, um Rat fragen. Jeder, der geschäftsfähig ist, kann ein Geschäft abschließen. Auch wer anderen eine Vollmacht erteilt, kann nach wie vor selbstständig tätig werden. Und selbst unter einer Vermögensbetreuung kann es zu solchen Geschäften kommen. Erst eine eindeutige Festlegung, welches Rechtsgeschäft der Betroffene nicht mehr machen kann, wofür es einen Einwilligungsvorbehalt gibt, schafft hier Klarheit. Und die Gerichte gehen sehr vorsichtig damit um, wenn es darum geht, die Handlungs- und Geschäftsfähigkeit eines alten Menschen einzuschränken. Der Betreuer soll ihn unterstützen und nicht gegen ihn handeln.

Auch bei Vermögensfragen muss der Umfang genau beschrieben werden: Soll das Vermögen eines altersverwirrten Menschen verwaltet werden oder gilt es nur Ansprüche etwa bei Rentenversicherungen geltend zu machen, damit die laufenden Zahlungen fortgeführt werden?

Dabei besteht die Regel: Der Betreuer muss das Vermögen sichten und sich einen Überblick über die laufenden Einnahmen verschaffen sowie dem Betreuten ein angemessenes Taschengeld zur Verfügung stellen. Was das heißt, haben die Gerichte mittlerweile genauer beschrieben. Der alte Mensch, so heißt es da, soll seinen gewohnten Lebenszuschnitt beibehalten können. Knauserigkeit, etwa um den Kindern das Erbe ungeschmälert zu erhalten, ist nicht verlangt, ebenso wenig eine nie gekannte Verschwendungssucht, die tatsächlich das Vermögen gefährdet.

Juristisch geregelt ist auch der Arztbesuch. Medizinische Behandlungen können schnell zu einem ungewollten Ritt durch den Paragrafenwald werden. Das folgende Beispiel ist nicht ungewöhnlich:

Beispiel

Seit Jahren bereits wohnt Frau Dammeyer im Pflegeheim. Sie kann sich inzwischen auch im Heim nicht mehr orientieren; sie denkt, sie sei zu Gast bei einer in der Jugendzeit befreundeten Familie aus dem Nachbarort.

Eines Tages weigert sich Frau Dammeyer aufzustehen, als die Altenpflegerin sie zur Tagesgruppe abholen möchte. Offensichtlich geht es ihr schlecht. Der Hausarzt kann jedoch bei seinem Besuch nichts feststellen, folglich soll sie weiter untersucht werden, aber Frau Dammeyer reagiert jetzt wieder unwillig, unruhig, ja sogar aggressiv. Sie weigert sich aufzustehen.

Eine Betreuung besteht bereits. Ihre Tochter hat diese Aufgabe übernommen. Das war in diesem Fall möglich. Der Wirkungskreis lautet »Bestimmung des Aufenthaltes ausschließlich einer geschlossenen Unterbringung«. Damit stand vor Jahren der Übersiedlung ins Heim nichts mehr im Wege und die atmosphärisch einfühlsame und fachgerechte Betreuung in der Gruppe machte es unnötig, die Betreuung zu erweitern, etwa für eine geschlossene Unterbringung.

Jetzt aber ist ein neues Verfahren nötig. Die Erweiterung schließt

die »Zuführung« – wie es im Amtsdeutsch gelegentlich heißt – zur Heilbehandlung ein und die »Durchführung« der Heilbehandlung. Das Verfahren läuft genauso ab wie beim ersten Mal. Erst danach dürfen die Ärzte Diagnose und Therapie in Absprache mit dem Betreuer – das kann wieder die Tochter sein – vornehmen.

Was aber, wenn das Verfahren so lange dauert, dass sich der Gesundheitszustand von Frau Dammeyer bedrohlich verschlechtert? Das muss im Betreuungsrecht nicht geregelt sein, weil ohnehin bei »Gefahr im Verzuge« jeder Arzt lebensrettende Maßnahmen einleiten kann. Aber es dürfen auch nur diese lebensrettenden, unaufschiebbaren Maßnahmen sein, keinesfalls eine aufschiebbare Operation.

Oder ein anderes Beispiel:

Der Fall sorgte in der Familie für Aufsehen. Herr Klaus, Inhaber mehrerer Wohnungen, die vermietet waren, hatte seit Jahren ein ausgezeichnetes Verhältnis zu seiner Nichte. Und die Dame von Mitte vierzig besuchte ihren Onkel regelmäßig im Heim, sie nahm ihn gelegentlich auch auf Urlaubsreisen mit. Nun fiel dem alten Herren, für den ein Betreuer für die Bestimmung des Aufenthaltes bestellt worden war, ein, er könne doch sein Testament ändern zugunsten seiner Nichte. Seine beiden Kinder sollten nur noch ihren Pflichtanteil erhalten.

So ging er denn eines Tages zum Notar und änderte sein Testament. Die Frage der Kinder war nun, ob denn das rechtens sei, wo doch ihr Vater häufiger verwirrt sei. Die Antwort des Anwalts war eindeutig: Die Fähigkeit, ein Testament abzufassen, bleibt erhalten, und zwar in jedem Fall. Der Notar muss in jedem Einzelfall prüfen, ob der alte Herr die Folgen seines Entschlusses übersehen kann. Immerhin erledigte er, mit gelegentlicher Hilfe seiner Nichte, weiterhin die Verwaltung seiner Wohnungen. Und als er beim Notar vorstellig wurde, waren ihm die Folgen seiner Handlung völlig bewusst.

Ob also ein Testament gültig ist oder nicht, entscheidet allein der unmittelbare Eindruck des Notars. Eine Betreuung kann diese Fähigkeit nicht aberkennen, das ist ein für alle Mal geregelt – unter Umständen eben auch zum Leidwesen für die möglichen Erben. Vermutlich wird ein Notar erst dann hellhörig, wenn ein alter Mensch immer wieder Änderungen zugunsten oder zuungunsten der einen oder anderen Person verlangt und sich offensichtlich über diese Person täuscht, tatsächlich wirr redet und erkennbar darüber desorientiert ist.

Das Betreuungsrecht will nicht alle Rechte aberkennen. Es will vielmehr darauf eingehen, dass alte Menschen in der einen oder anderen Sache Unterstützung brauchen. Es will aber keine völlige Betreuung als Entmündigung, sondern ein auf den Einzelfall fein abgestimmtes Instrumentarium bieten. Was immer ein alter Mensch noch allein regeln kann, das soll er auch tun. Damit trägt das Recht auch der modernen Altenpflege Rechnung, die alte Menschen nicht »totalbetreuen« und damit praktisch entmündigen und zum Kind machen will. Sie bietet ebenfalls abgestuft die Hilfe, die ein alter Mensch braucht, um möglichst selbstständig leben und handeln zu können.

Bleibt am Schluss die Frage nach der Beratung. Nicht alle Fragen konnten in diesem Buch angesprochen werden, jeder Einzelfall liegt etwas anders. Juristische Beratung bieten selbstverständlich die Rechtsanwälte; das kostet allerdings Geld, und darüber sollten sich die Partner vorher verständigt haben. Beratung bieten allerdings auch die Mitarbeiterinnen und Mitarbeiter der Betreuungsbehörde, etwa der Familienhilfe, wenn es um ganz Praktisches geht. Darüber hinaus haben die Gerichte Beratungsstellen; meistens stehen Rechtspfleger für den Erstkontakt zur Verfügung. Sie können aus der Praxis der Gerichtsentscheidungen entsprechende Hinweise geben.

Literaturempfehlungen

Aus der Fülle der Literatur, die zu diesem Buch gesichtet wurde, seien diejenigen herausgegriffen, die spezielle Aspekte weiterführen und vertiefen. Nicht mehr lieferbare Bücher, die in Bibliotheken sicherlich noch vorhanden sind, sind ebenfalls nicht genannt.

Böhm, E. (2002): Verwirrt nicht die Verwirrten. Neue Ansätze geriatrischer Krankenpflege. Bonn, 11. Auflage.

Böhm, E. (2002): Alte verstehen. Grundlagen und Praxis der Pflegediagnose. Bonn, 7. Auflage. (Alle drei Böhm-Bände sind auch zusammen in einer Buchkassette erhältlich.)

Böhm, E. (1999): Ist heute Montag oder Dezember? Erfahrungen mit der Übergangspflege. Bonn, 6. Auflage.

Bundesministerium für soziale Sicherheit und Generationen (Hg.) (2001): Pflegevorsorge in Österreich, Hausdruckerei des BMSG. Wien, 4. Auflage.

Häberle, G.F.; Müllers-Stein, M. (o.J.): Zur Eignung stationärer Pflegeeinrichtungen für Demenzkranke. Ein Leitfaden für Angehörige und Betreuer. Herausgeberin und Bezugsquelle: Deutsche Alzheimer Gesellschaft e.V., Mauerkircherstraße 21, 81679 München.

Klessmann, E. (2001): Wenn Eltern Kinder werden und doch die Eltern bleiben. Die Doppelbotschaft der Altersdemenz. Göttingen, 5., durchgesehene und ergänzte Auflage.

Mace, N.L.; Rabins, P.V. (2001): Der 36-Stunden-Tag. Die Pflege des verwirrten älteren Menschen, speziell des Alzheimer-Kranken. Göttingen, 3., überarbeitete Auflage.

Ministerium für Arbeit, Gesundheit, Familie und Frauen, Baden-Württemberg (Hg.) (o.J.): Betreuung verwirrter und psychisch kranker alter Menschen. Eine Dokumentation aus der Reihe *Politik für die ältere Generation*, Band 5. Bezug über: MAGFF, Rotebühlplatz 30, 70178 Stuttgart.

Schillinger, E. (1989): Das Lächeln des Narren. Eine Geschichte vom Sterben und von der Liebe. Freiburg i.Br.

Schweizerische Alzheimervereinigung (Hg.): Unterwegs zurück. Begleitung und Betreuung des verwirrten älteren Menschen. Ein dreiteiliges Lehrmittel, bestehend aus Kursleiterbuch, Videofilm und Arbeitsbuch (10. Ex.), 1993. Bezug über: Schweizerische Alzheimervereinigung, Rue Pestalozzi 18, CH-1400 Yverdon-les-Bains.

Solbrig, C.; Hofmeister, K. (o.J.): Finanzielle und soziale Hilfen für Angehörige und Betroffene. Ein Leitfaden für pflegende Angehörige. Herausgeberin und Bezugsquelle: Deutsche Alzheimer Gesellschaft e.V., Mauerkircherstraße 21, 81679 München.

Weakland, J.H.; Herr, J.J. (1992): Beratung älterer Menschen und ihrer Familien. Die Praxis der angewandten Gerontologie. Göttingen, Nachdruck 2. Auflage.

Zgola, J.M. (1999): Etwas tun! Die Arbeit mit Alzheimerkranken und anderen chronisch Verwirrten. Göttingen, 2. Auflage.

Zimmermann, W. (2001): Betreuungsrecht. München, 5. Auflage.

Adressen

Das Netz für die Versorgung, Pflege und Betreuung von altersverwirrten Menschen und ihren Angehörigen ist in den vergangenen Jahren umfangreicher geworden. Das Ziel ist es, die Menschen so lange wie möglich in ihrer gewohnten Umgebung zu belassen. Ambulante Dienste, Beratungseinrichtungen, Therapiegruppen und hauswirtschaftliche Dienstleister stehen in größerer Zahl zur Verfügung. Dennoch muss das notwendige Netz, das für jeden Einzelfall zur Verfügung stehen sollte, individuell aufgebaut werden – und das ist immer noch recht aufwändig. Deshalb sind Selbsthilfegruppen eine erste Orientierung,

denn dort können sich Angehörige treffen, Erfahrungen austauschen und die lokalen Dienste, die notwendig sind, erfragen. Das Problem ist auch, dass die einzelnen Dienste in der einen Region vom Maltester-Hilfsdienst und in der benachbarten Stadt von der Johanniter-Unfall-Hilfe angeboten werden.

Per Telefonbuch ist die Recherche nicht ganz einfach. Als Erleichterung und erste Orientierung dient der Hinweis auf die Selbsthilfegruppen. Es gibt einzelne Selbsthilfegruppen, die beispielsweise im Rahmen einer Klinikambulanz erreichbar sind. Es gibt aber auch in vielen Orten die Alzheimer-Gesellschaft. Alle einzelnen Gruppen bilden einen Dachverband, landes- und bundesweit. Die bundesweit tätige Geschäftsstelle hat ihren Sitz in Berlin:

Deutsche Alzheimer Gesellschaft e.V.
Geschäftsstelle
Friedrichstraße 236
10969 Berlin
Telefon (030) 2593795-0
Internet: www.deutsche-alzheimer.de

Zusätzlich gibt es ein »Alzheimer-Telefon«, das montags bis donnerstags von 9.00 Uhr bis 18.00 Uhr und freitags von 9.00 Uhr bis 15.00 Uhr besetzt ist. Dieser Service hat bundesweit die Telefonnummer 01803-171017.

Die nächstgelegene Gruppe der Alzheimer Gesellschaft lässt sich auch im Internet finden (www.deutsche-alzheimer.de).

In Österreich gibt es ein Pflegetelefon, das kostenlos genutzt werden kann: Telefonnummer: 0800-20-1622, Fax-Nummer: 0171-100-16332. Als E-Mail-Adresse dient: pflegetelefon@bmsg.gv.at. Hilfreich ist ebenfalls noch folgende Anschrift:

Alzheimer Angehörige Austria
Frau Lisl Pammer, Frau Antonia Croy
Obere Augartenstr. 26–28
A-1020 Wien
Telefon 01-3325166

Weitere Anschriften gibt es auf einer Homepage über:
www. alzheimerforum.de/2/9/1austria.html
Für die Schweiz lässt sich folgende Adresse nennen:

Schweizerische Alzheimervereinigung
8, rue des Pecheurs
CH-1400 Yverdon-les-Bains
Telefon 024-4262000
Internet: www.alz.ch

In Luxemburg ist die Association Luxembourg Alzheimer erreichbar montags bis freitags von 9.00 Uhr bis 12.00 und 14.00 bis 17.00 Uhr unter der Telefonnummer 4216761.

Im Internet gibt es unter dem Stichwort »Alzheimer« in den Suchmaschinen binnen Sekunden eine Vielzahl von Informationsangeboten. Diese müssen immer auf ihre Qualität hin bewertet werden. Außerdem entstehen immer wieder schnell neue Informationsquellen, wenn zum Beispiel ein Professor seinen Vortrag über Alzheimer-Demenz auf seine private oder universitäre Homepage stellt oder eine Angehörige ihre Erfahrungen auf ihrer eigenen Homepage berichtet. Deshalb sind hier lediglich wenige und gezielte Internet-Adressen angegeben, ohne Anspruch auf Vollständigkeit und Prüfung bis ins Detail. Von dort wiederum kommen Sie oft genug mit Links zu anderen Homepages weiter.

www.hirnliga.de, eine gemeinnützige Organisation österreichischer und deutscher Demenzforscher.

www.vetera.de/info009.htm enthält eine Liste von Alzheimer-Selbsthilfegruppen in Deutschland.

Für Rechtsfragen sind folgende Internetadressen eine Hilfe:

www.wernerschell.de, dort im Forum wird die Beantwortung individueller Fragen angeboten und es gibt eine umfangreiche Datenbank aktueller Urteile bzw. Gesetze.

www.alzheimerforum.de/2/14/4/gegenweh.html, beantwortet Fragen wie: Wie lege ich richtig Widerspruch gegen Entscheidun-

gen von Träger der Sozialversicherungen ein? Und gibt dazu Anleitung.

www.vgt-ev.de ist die Homepage des Vormundschaftsgerichtstages und enthält Hilfen und Positionen der Vormundschaftsrichter auch zu diesen Fragen. Ähnliches gilt für die Homepage der Berufsbetreuer:

www.betreuer-netz.de

Das Internet ist nicht unbedingt eine Hilfe, wenn es um das lokale Hilfenetz geht. So bleibt oft genug – neben der Information aus Beratungsstellen, Praxis und Klinik – das traditionelle Telefonbuch. Wie lässt sich dort die Anschrift des benötigten Dienstes finden?

1. Hilfreich ist es, sich bereits vorher klar zu machen, welche Form der Unterstützung man braucht. Was es gibt, ist im Kapitel »Nicht allein stehen« beschrieben. In einigen Städten bestehen zusätzliche Modellprojekte, die hilfreich sind. Deshalb ist das Gespräch in den Selbsthilfegruppen und in der Klinik bzw. Praxis sinnvoll.
2. Im Telefonbuch stehen die Hilfsorganisationen unter ihrem Verbandsnamen. Ihre jeweiligen Schwerpunkte lassen sich nur durch gezielte Nachfragen herausbekommen. Das ist manchmal ein bisschen Detektivarbeit.
3. Im ersten Telefonat lassen sich diese Schwerpunkte klären. Wenn Sie beispielsweise beim Malteser-Hilfsdienst erfahren, dass er kein »Essen auf Rädern« eingerichtet hat, dann fragen Sie ruhig weiter, was er für Senioren anbietet, und vielleicht erfahren Sie, dass er einen Senioren-Fahrdienst hat. Und fragen Sie, ob der Partner am Ende der Telefonleitung weiß, wer »Essen auf Rädern« anbietet.

Es gibt bestimmte Stellen und Einrichtungen, die als erste Anlaufstellen für Hilfsdienste sinnvoll sind, weil sie in der Regel einen guten Überblick über Anschriften in der Region haben:

Die *Sozialstation* – an manchen Orten wird sie auch Sozial-

und Diakoniestation oder Sozial- und Caritas-Station genannt oder nur Diakonie- bzw. Caritasstation: Unter diesen Bezeichnungen sind sie auch im Telefonbuch zu finden. Falls Sie keinen Erfolg haben, fragen Sie bei Ihrem Hausarzt nach oder bei Ihrem Apotheker; auch ein Pfarrer oder Pastor weiß oft weiter (Achtung: Die meisten Pfarrämter stehen unter »Kirche« im Telefonbuch!).

Das *Gesundheitsamt* und dort speziell der *Sozialpsychiatrische Dienst*: Das Gesundheitsamt finden Sie im Telefonbuch meistens unter der Rubrik »Stadtverwaltung« oder »Landkreis« etc.

Größere *Verwaltungen* der Stadt oder des Kreises verfügen auch über eine eigene Altenhilfe. Meistens ist sie dem *Sozialamt* zugeordnet. Auch die Sozialarbeiter der *Familienhilfe* können Auskunft geben.

Wenn Ihr Angehöriger oder Ihre Angehörige im Krankenhaus liegt, können Sie auch den *Sozialdienst* dort einschalten. Die Sozialarbeiterinnen und Sozialarbeiter verfügen ebenfalls über Anschriften, die Ihnen weiterhelfen.

Es gibt an manchen Orten Broschüren mit den Anschriften der speziellen Hilfsdienste für Senioren. Das wissen die Mitarbeiterinnen und Mitarbeiter der oben genannten Anlaufstellen.

Hilfreich ist es auch, bei den Krankenkassen nachzufragen. Dort geht es nämlich nicht nur um Geld bzw. Kostenübernahmeerklärungen, sondern auch um Informationen für Seniorenhilfeangebote. Gut mit Geschäftsstellen vertreten ist die Allgemeine Ortskrankenkasse (AOK). Aber auch die Ersatzkassen wie Barmer Ersatzkasse, Kaufmännische Krankenkasse (KKH) und andere sind weit verbreitet.

Um mit dem Telefonbuch weiterzukommen, folgen jetzt die Namen bekannter und nahezu in jeder Stadt oder in jedem Landkreis vertretener Hilfsorganisationen. Über welche Dienste diese Organisationen jeweils verfügen, lässt sich nur durch gezieltes Nachfragen herausfinden. Denn häufig sprechen sich diese Or-

ganisationen ab, wer welche Dienste anbietet, um sich nicht gegenseitig »Konkurrenz« zu machen:

- Deutsches Rotes Kreuz;
- Diakonisches Werk der evangelischen Kirche (wenn nicht unter »D« gefunden, dann unter »Kirche« nachsehen!);
- Caritasverband der katholischen Kirche (wenn nicht unter »C« gefunden, dann unter »Kirche« nachsehen!);
- Arbeiterwohlfahrt;
- Deutscher Paritätischer Wohlfahrtsverband (dies ist ein Dachverband für viele verschiedene und lose untereinander verbundene Hilfsvereine; man muss folglich fragen, welcher der angeschlossenen Vereine diesen oder jenen Dienst anbietet);
- Johanniter-Unfall-Hilfe (gehört zum Diakonischen Werk);
- Malteser-Hilfsdienst.

Es gibt außerdem private ambulante Dienste. Diese lassen sich über Anzeigen in den Tageszeitungen, vor allem in den Wochenendausgaben, finden. Eine Übersicht geben die »Gelben Seiten«, also das Branchentelefonbuch, zum Beispiel unter der Rubrik »Altenbetreuung«.

Selbsthilfegruppen, die keinem Verband angeschlossen sind (die meisten sind unter dem Dach des Deutschen Paritätischen Wohlfahrtsverbandes, beim Caritasverband oder beim Diakonischen Werk zu finden), sind schwer auszumachen. Größere Städte haben auch hier eine zentrale Anlaufstelle eingerichtet; aber diese heißen jeweils anders (versuchen Sie es etwa unter Kontakt- und Beratungsstelle).